寝てる間に
コリと痛みが
スッキリとれる

ぐっすり眠れる!

手づくり枕整体

カイロプラクター
秋澤順一 & 秋澤和望

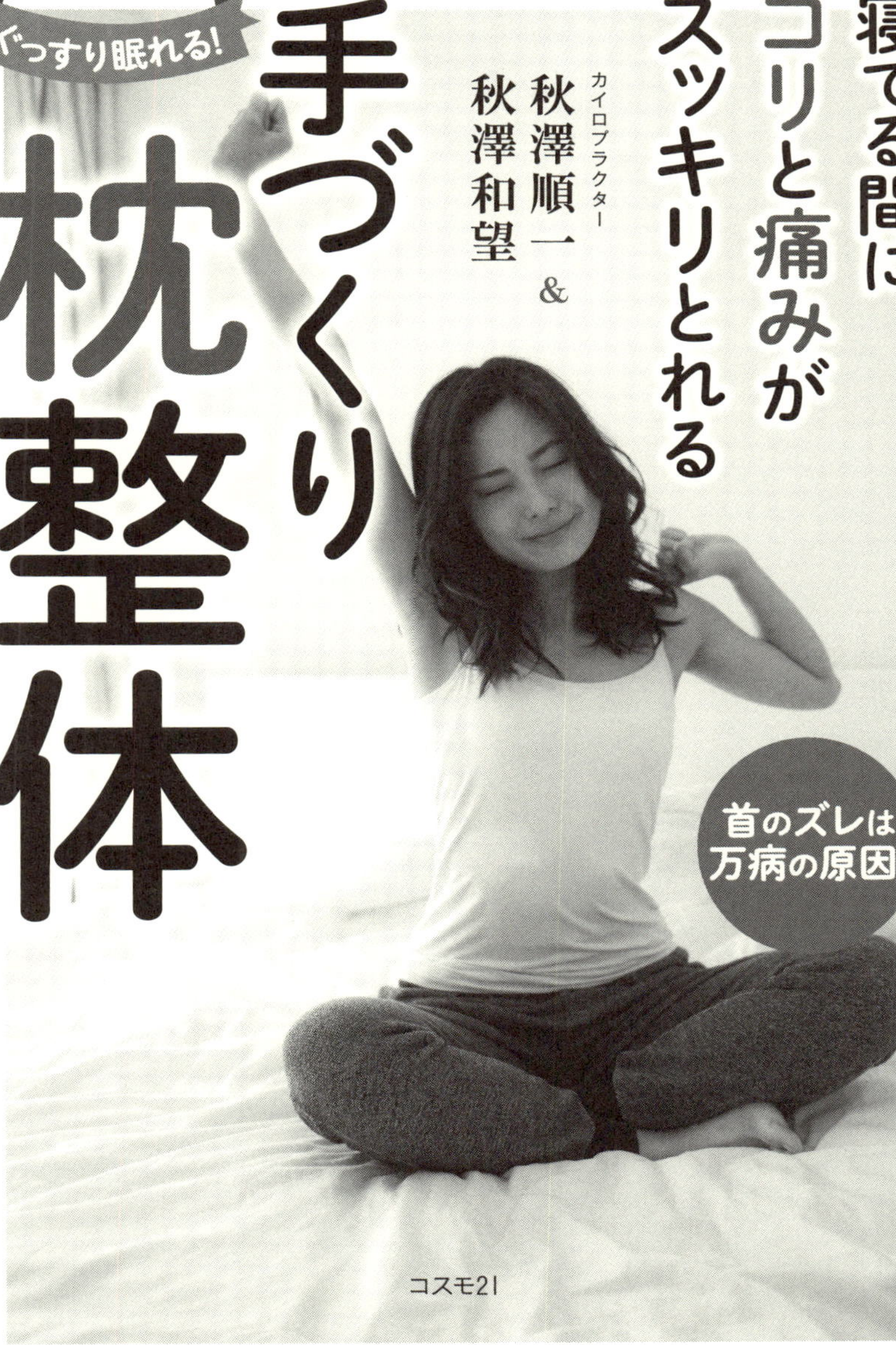

首のズレは
万病の原因!

コスモ21

カバーデザイン◆中村　聡
本文イラスト◆和田慧子

寝てる間にコリと痛みがスッキリとれる　手づくり枕整体……もくじ

プロローグ　枕の高さを変えると体のコリと痛み、不眠がみるみる改善！　10

PART I

ピッタリ枕で寝るだけで体が修復！

PART II

なぜ枕の高さ調整だけで体が治っていくのか？

PART III ピッタリ枕で寝てみよう！

PART IV もっと第一頸椎のことを知ろう

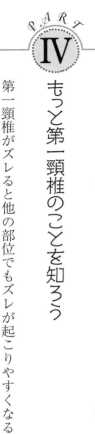

PART V

第一頸椎のズレをとったら人生が変わった!

PART VI

毒出しとの組み合わせでさらに改善効果が高まる

枕の高さを変えると体のコリと痛み、不眠がみるみる改善!

❖首を1回ポチッと押すだけの施術にびっくりされる

はじめまして、アキサワ東京カイロプラクティックの秋澤和望《かずみ》です。私たち夫婦は東京都国分寺市で二人で整体院（カイロプラクティック院）を開き、これまで7年間で2500人以上のお客様の健康のお手伝いをさせていただいています。

当院でやっていること（療法）はたった3つです。

・体の歪みを測定
・首を1回だけポチッと押す
・そのまま4時間ベッドで寝る

「えっ、これだけ?」とびっくりされますが、体に起こる変化には、もっと驚かれます。とくに多いのは、

体の歪みを測定

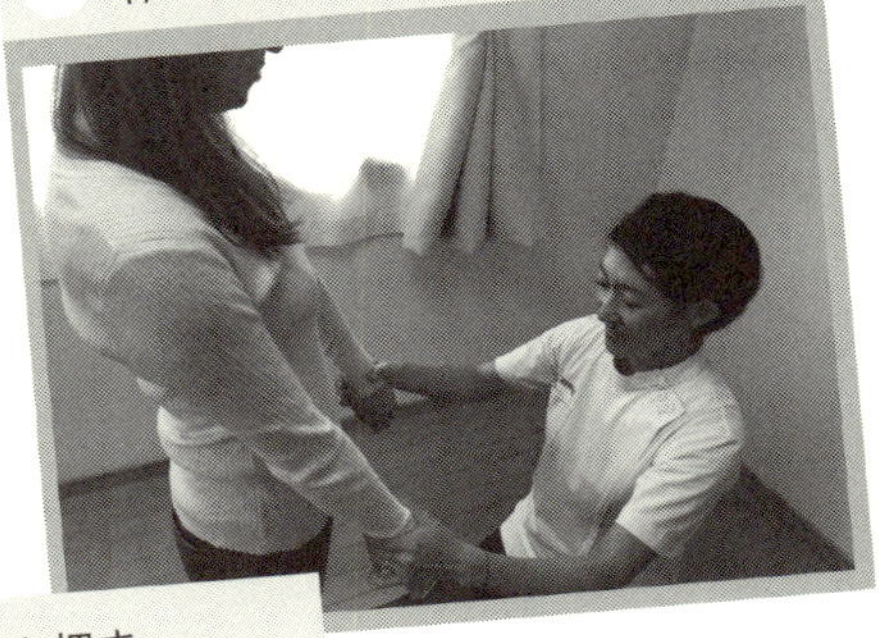

首を1回だけポチッと押す

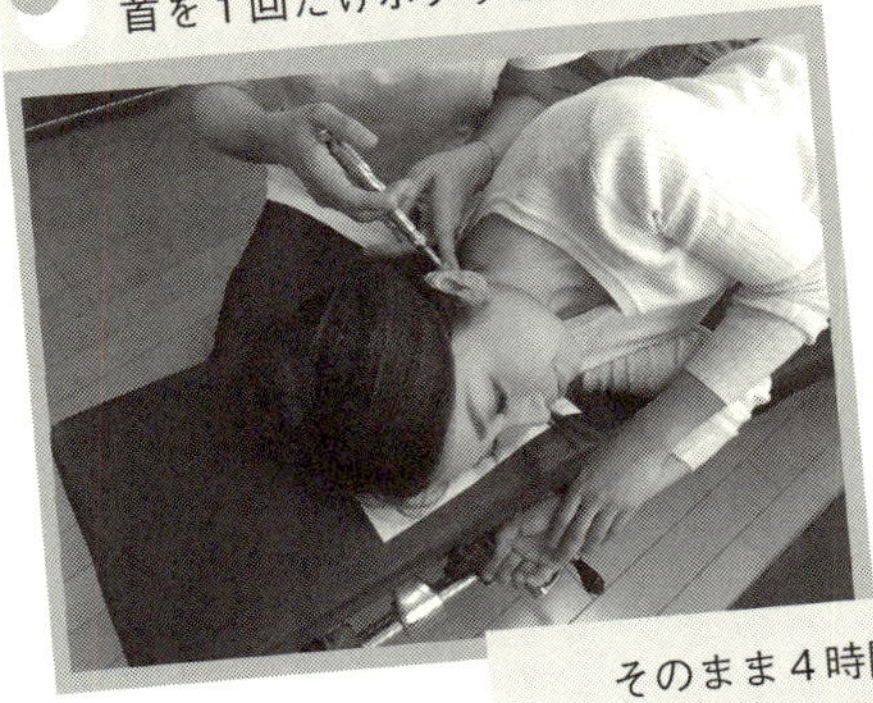

そのまま4時間ベッドで寝る

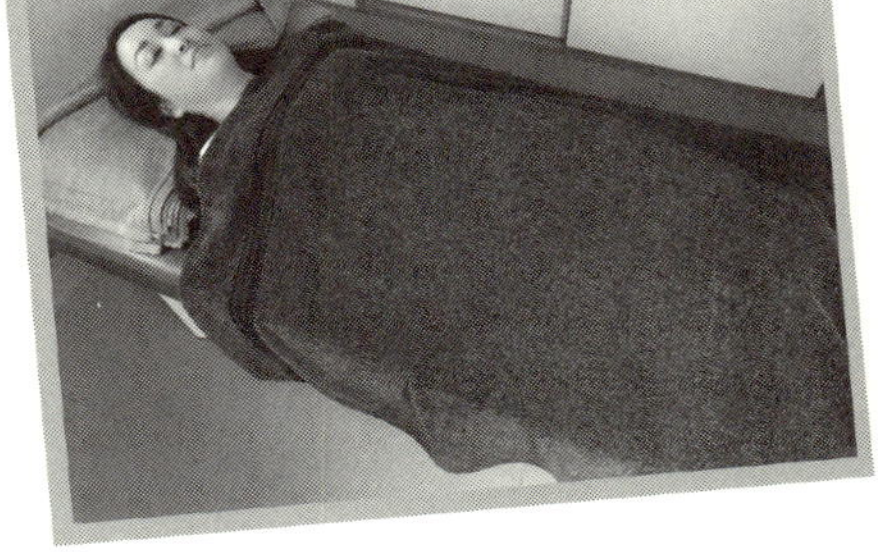

「ぐっすり眠れる」
「首コリ、肩コリ、腰痛などが改善した」
「何をやってもとれなかった痛みが消えた」
の3つです。

体の歪みを測定したあと、首をたった1回ポチッと押すだけ。これで首のズレがとれます。体の歪みもとれるし、骨盤の歪みもとれる。そのことは、呼吸が深くなった、肩が軽くなった、手に力が入るといった変化として、すぐに実感できます。

そのほかに、アゴの動き出しが左右で同じになる、足首が柔らかくなる、首の筋肉が柔らかくなるといった変化を感じる方も多くいます。

普通の整体院ではほとんどの場合、施術後はそのまま帰っていただくでしょうが、当院では約4時間、寝てもらいます。寝ることで、首のズレや体の歪みがとれた状態が完全に定着するからです。

以前、TBSの『Gメン99』という番組で当院を取り上げてもらったことがあります。このときは、実際に施術を受けてくれた女性レポーターの腰痛が1回で改善された映像や、喘息が1回で改善したお客様のインタビュー映像が流れて大反響となりました。番組の放送は夜の20時過ぎでしたが、放送中から予約の電話が鳴り始め、電話を置いては鳴り、置いては鳴りのくり返し。そんな電話が鳴り続ける状態が1カ月ほど続き、気が付けば予約は9カ月待ちとなっていたほどです。

番組の最後には「ゴッドハンドのいるお店」と紹介していただきました。

❖首のズレがとれると体の歪みも骨盤の歪みもとれる

首を1回押すだけで体に何が起こっているかといいますと、首のズレが1ミリの狂いもなくとれます。その結果、体の歪みもしっかりとれますし、骨盤の歪みもとれます。

次頁の写真は、私が腰椎ヘルニアを患ったときの腰のレントゲン写真です。施術前と後の違いがよくわかります。

施術前の写真は腰椎ヘルニアを発症し、体が右に傾いている。腰椎4番と5番の間

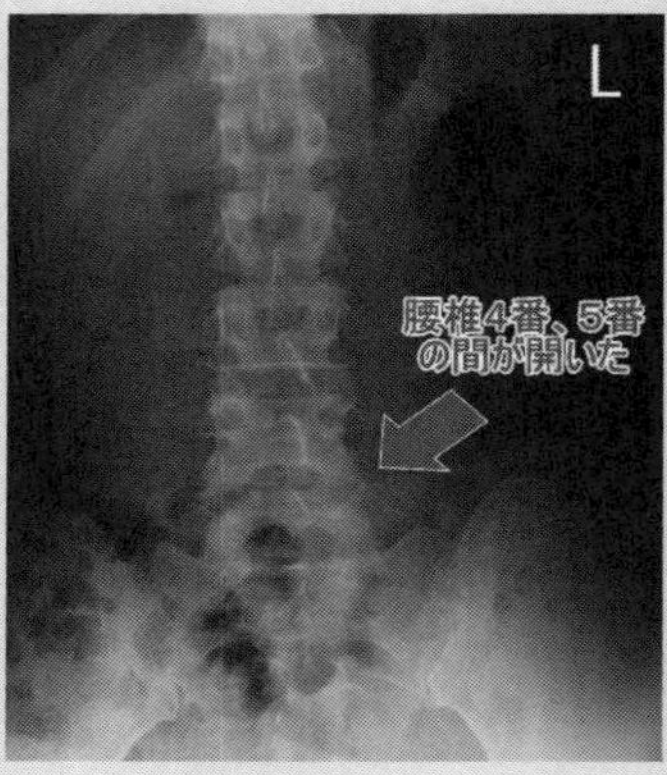

施術後

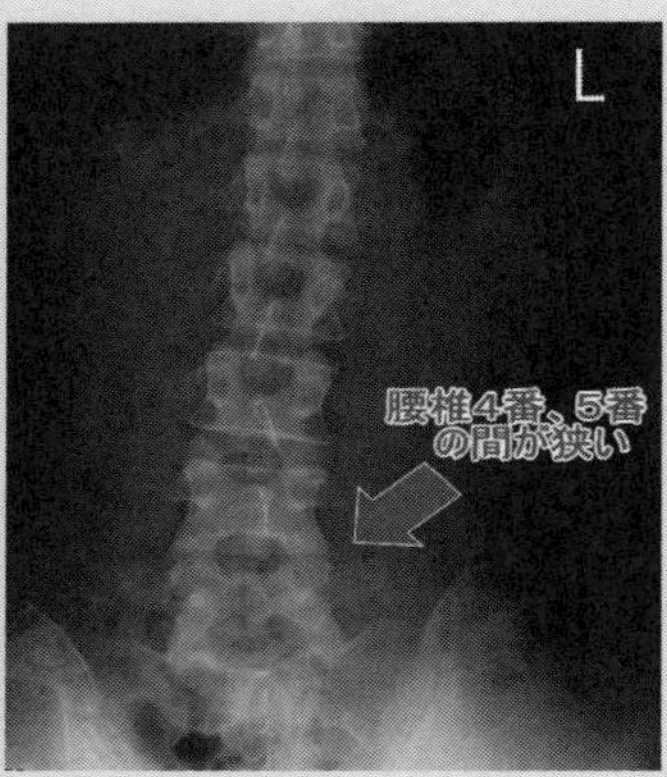

施術前

が狭くなっていて、椎間板が飛び出している。そして、背骨は右に傾いている。

施術後の写真は、首を1回押すだけの施術を受けたあと、数週間して病院で撮影したもの。腰椎4番と5番の間が開き、椎間板も元の位置に戻っている。右に傾いていた背骨は真っ直ぐになり、体の歪みがとれている。ついでに、飛び出していた椎間板も引っ込んだのがわかります。

❖施術後に枕の高さ調整をして寝てもらう

せっかく施術をして首のズレをとり、体の歪みをとっても、そのまま帰ると、首のズレや体の歪みは元に戻ってしまいます。それまでの体の歪みが身に付いているためです。

そこで、当院では首のズレや体の歪みがとれた状態を定着させるため、施術後に4時間ほど寝ていただきます。このとき、とても重要なのが枕の高さ。

私たちが施術を行なっているカイロプラクティックでは、首（頸椎）の状態は体全体にもっとも重要な影響を与えるととらえています。私たちのこれまでの施術でも、首（頸椎）にごくわずかなズレがあっても、体にさまざまな障害が起こっていることを目撃してきました。

ですから、首のズレをとることが施術の主要な目的なのです。施術後は、その状態が元に戻らないように寝てもらいますが、このときもっとも重要なのが、枕の高さに徹底してこだわること。それこそミリ単位で調整します。そうすることで、首のズレがとれた状態がしっかり定着します。

ここまでが当院で行なっている3つの療法ですが、寝たあとによく聞く言葉があります。それは、「ほんとうに久しぶりにぐっすり眠ることができた」です。皆さん、日中なのにぐっすりと寝ておられます。

昔から「睡眠は最高の薬」といわれます。ところが、夜はしっかり眠れず、朝はすっきり起きられないという悩みを抱えている人は増える一方。睡眠導入剤に頼る人も多いのですが、それで眠れても質の良い睡眠は得られませんし、目覚めもすっきりしません。

ところが、ひどい不眠で困っていた人が、施術後、枕の高さをしっかり調整して寝ていると昼間からぐっすり眠ってしまうのです。起きたあとは、首コリ、肩コリ、腰痛、顎関節の痛みなども改善しています。

❖寝るだけで整体効果が得られる!

3つの療法をくり返しているうちに、毎日微妙に変化する首の状態に合わせて枕の高さ調整をすることの重要性がわかってきました。当院に来ていただいて施術を受けたあと、枕の高さ調整をして寝るのがいちばんですが、施術を受けなくても、家庭でその日の首の状態に合うよう枕の高さ調整をして寝るだけでも、首のズレや体の歪みの影響を受けずに眠ることができる。かなり重篤な障害を抱えている場合でないかぎり、施術と同じような変化が体に起こることがわかってきたのです。

それは、寝ている間は首のズレや体の歪みの影響がない状態になるから。まさしく、寝るだけで整体の効果を得られるのです。

❖バスタオルのピッタリ枕で驚きの改善効果

でも、家庭で枕の高さをミリ単位で調整するなんて、できるだろうかと疑問に思われるかもしれません。じつは、当院で使っている枕は一般家庭にあるバスタオルを重ねたものです。その方法はあとで説明しますが、とてもカンタンでシンプルです。コツさえわかれば、毎日微妙に変化する首の状態に合わせて枕の高さ調整が誰でもカンタンにできる。まさに「日替わり枕」で寝る感じです。

最近は既製の枕ではなく、各人の頭の形や寝る姿勢に合わせたオーダー枕が出回っています。個々に合わせている分、体にやさしくなっていますが、最大の難点は、いったん枕をつくってしまうと、高さが固定されてしまうことです。

きわめて敏感な部位である首の状態は毎日、微妙に変化します。ですから、それに合わせて、枕の高さも毎日微調整する必要があるのです。そのために、とっても便利なのがバスタオルでピッタリ枕をつくる方法です。

しかも、オーダー枕はそれなりの費用がかかりますが、バスタオル枕なら家庭にもともとあるものを使うだけなので、ほとんど費用もかかりません。必要なのは、首のズレや体の歪みがいかに体に深刻な影響をもたらすかを理解することと、バスタオルで枕をつくる要領を知っておくこと。それだけです。本書を読んだら、すぐ実践できます。

私は、このことをより多くの方に知っていただくため、定期的に「枕セミナー」を開催しています。参加者からは、

「首の状態にピッタリ合うように枕の高さを調整して寝ることの大切さがよくわかった。それだけで、こんなに体が変化するなんて考えたこともなかった」

と驚かれます。

セミナーのあと自宅で実践した方たちの声です。

「人生が変わった」

「知るのと知らないのとでは、まったく違う人生になることがわかった」

「小学校などできちんと教えるべきだし、生きていくうえで必要なことだと思った」
「オーダーメイドの枕がしっくりこない理由がわかった」
「家で枕の高さを合わせて寝たら、寝つきがよくなった」
「深く眠れるようになった」
……

長年苦しんできた体の不調、何をやっても改善しなかったのに、バスタオル枕で寝ていただけで改善したことにびっくりされる方もたくさんいます。

なかでもよく起こる変化をまとめると、次の3つになります。

(i)睡眠が深くなり、朝もスッキリ起きられる

いつものとおり、枕セミナーを開催していたときのことです。セミナーの参加者が8人ほどいて、1人ずつ順番にバスタオルによる枕の高さ調整の方法をお伝えしました。そのあと、各自で枕を高くしてみたり、低くしてみたりしながら高さ調整をし、横になっていただく。

すると、ある女性が「すごく楽です！」と言ったまま一瞬で眠ってしまったのです。

みんなが「もう眠っているよ〜」と笑いながらワイワイしゃべっているのに、それでも眠っています。よっぽど気持ちよかったのでしょう。

枕セミナーでは、こんな現象がたびたびです。バスタオル枕の高さがピッタリ合うと、ほんとうに気持ちよくなり、眠ってしまいます。家に帰ってからも、ふだん使っているバスタオルでピッタリ枕をつくれます。その枕で寝ると、それまではいろいろ工夫しても眠りが浅かったのに、びっくりするくらい熟睡できて朝もスッキリ起きられます。そんな体験をしている方がセミナー参加者を中心にどんどん増えています。

(ii)全身の緊張が解けてリラックスして寝られる

枕セミナーに参加されている方の中に、こんな方がいらっしゃいました。30代の女性で、毎晩寝ているとき歯の食いしばりがひどくて悩んでおられました。

病院でマウスピースをつくってもらって、寝るときに着用しているのですが、あまりに歯の食いしばりが強すぎて、マウスピースが2週間ほどでボロボロになってしまい、頻繁につくり替えていたそうです。

それが、枕セミナーに参加してバスタオル枕の調整法を覚えて寝るようになると、歯の食いしばりがまったくなくなったといいます。マウスピースを付ける必要もなくなったというのです。

枕の高さが合っていないとアゴだけでなく、全身に力が入ってしまいます。バスタオル枕の高さをピッタリと合わせれば、アゴだけでなく全身の緊張が解けて、リラックスして気持ちよく寝ることができます。

(iii)首コリ、肩コリ、腰痛など体の痛みが改善する

朝起きたときに首が硬かったり、痛かったりといった経験がある方は多いと思います。あるいは、いくら寝ても首コリや肩コリがとれないという方も多いでしょう。

それは、毎日微妙に変化する首の状態に枕の高さが合っていない可能性が高いのです。

そこでバスタオル枕の高さをピッタリと合わせた「ピッタリ枕」で寝ると、寝ている間は首のズレや体の歪みがとれて筋肉が柔らかくなり、首コリや肩コリが改善されます。

もちろん腰痛にも効果があります。腰痛があり、仰向けで寝ると腰が痛くて眠れないという方が枕セミナーに参加されました。会場で、バスタオル枕の高さをピッタリ

と合わせて寝てもらうと、なんと仰向けで寝ても腰の痛みがなく、リラックスして寝ることができたのです。これには本人も相当びっくりしたご様子でした。

バスタオルでつくるピッタリ枕なら、腰の痛みを気にせず眠ることができますし、起き上がってからも腰痛を気にせず生活できます。腰痛だけでなく、体のいろんな痛みが改善されたという方も大勢いらっしゃいます。

首のズレや体の歪みがある状態で枕の高さが合わないまま寝ていると、いい睡眠は得られませんし、体の不調もそのまま続きます。それで、薬に頼ったり、いろんな施術を受けたりすることも多いのですが、思ったほど改善しないとしたら、枕の高さをチェックしてみてください。そして、本書でお伝えするバスタオルでつくるピッタリ枕を試してみてください。ぐっすり眠れるのはもちろん、きっと驚くような変化が体に起こってくることでしょう。

まさしく、寝るだけ整体ができてしまいます。これから、その実践法を紹介していきます。

PART I

ピッタリ枕で寝るだけで体が修復！

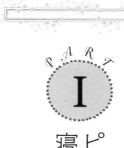

枕メーカーも驚くピッタリ枕

どんなに高い枕よりも自分でバスタオルでつくる枕が体の痛みをとり、最高の眠りを提供してくれます。

ある日のこと、一人のお客様が当院にやってきました。何でも、数年前から慢性的に腰が痛かったが、ここ1週間ぐらいはさらに痛みが増したといいます。何とか腰の痛みを改善したくて当院に来られました。

さっそく首を1回ポチッと押すだけの施術をして、その後4時間寝ていただきました。もちろん、寝る前にはピッタリ枕になるよう枕の高さを微調整します。4時間休息して、帰られるとき、その方とちょっとお話をする機会がありました。

この方は某有名寝具メーカーに20年間勤め、最近退職されたばかりだということがわかりました。施術後は腰の痛みがだいぶ楽になったのですが、ピッタリ枕で寝ると、とても気持ちよく眠ることができたと喜ばれました。

仕事柄、今までいくつもの枕を試して寝てみたが、当院のバスタオル枕がいちばん眠りやすかったというのです。しかし、残念そうな表情で「この枕は私が働いていた会社ではつくれないね。寝ている間に枕の高さを変えなければいけない枕はつくれないよ」と。

そうなのです、バスタオルでつくるピッタリ枕の最大の特徴は、寝ている間も微妙に変化する首の状態に合わせて枕の高さを調整するということです。多少手間はかかりますが、お金をかけずにできますし、ピッタリ枕で寝ることで体の調子が整い、体の痛みが改善します。そして何よりぐっすり眠ることができます。

これから、その枕のつくり方を紹介しましょう。

バスタオルを折りたたんで重ねてつくる

日によって微妙に変化する首の状態に合わせて枕の高さ調整をするには、バスタオルで枕をつくるのが最適です。バスタオルは家庭で普段から使っているもので十分です。つくり方のコツがわかれば、すぐはじめられます。

市販の枕は、そのときはピッタリと高さが合っていたとしても、日によって微妙に変化する首の状態に合わせて高さ調整をすることはできません。バスタオルでつくる枕の最大の特徴は、微妙な高さ調整ができることです。コツさえわかれば、誰でもカンタンに枕をつくれます。

バスタオルの折り方は2つ折りでも4つ折りでも8つ折りでもかまいませんが、当院では4つ折りにしています。この4つ折りバスタオルをいくつか重ねて高さを調整しています。

折り方は、まずバスタオルを横長に置いて縦半分に折ります。続いて向きはそのま

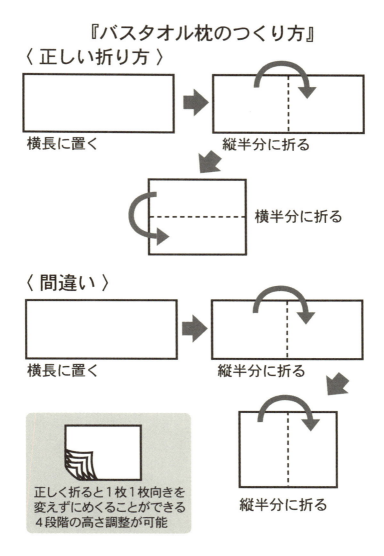

『バスタオル枕のつくり方』

〈 正しい折り方 〉

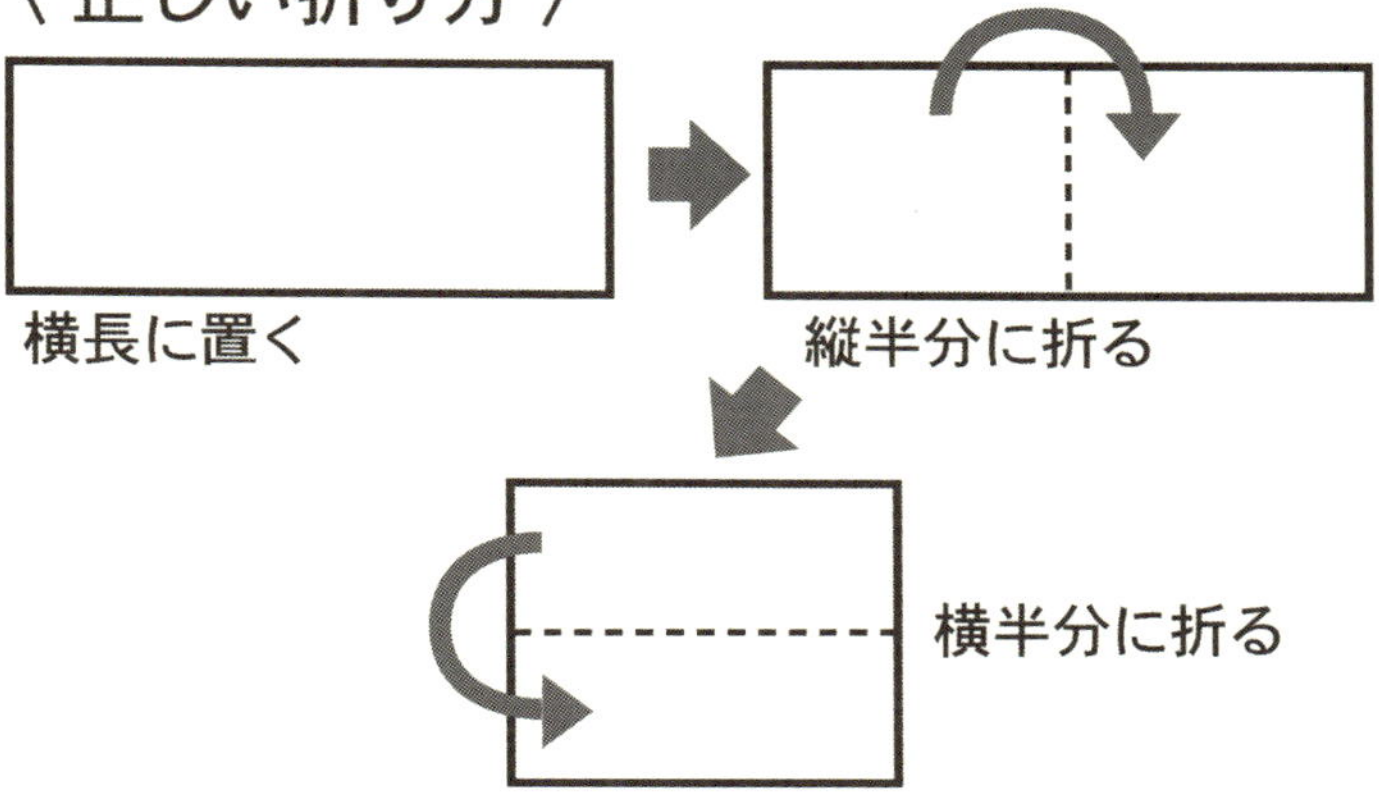

〈 間違い 〉

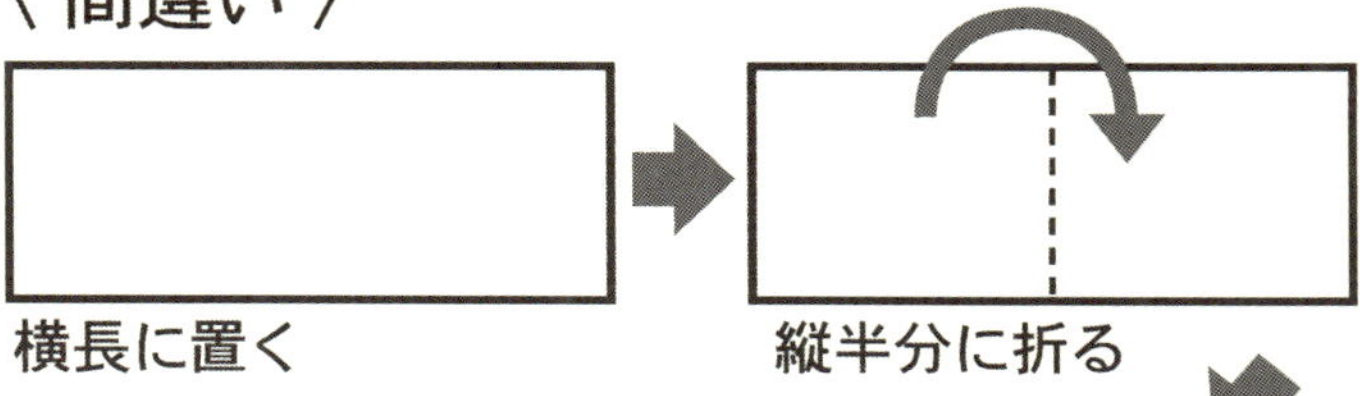

正しく折ると1枚1枚向きを
変えずにめくることができる
4段階の高さ調整が可能

まに今度は横半分に2つに折ります。

こうして4つ折りにすると、バスタオルの向きを変えずにめくりながら、それこそミリ単位で高さ調整をしやすいのです。4つ折りのバスタオルひとつで4段階の高さ調整ができます。

バスタオルを横長に置いて縦半分に2回折る折り方だと、バスタオルを2枚はがしたところで、バスタオルの向きを変更しないといけなくなります。手間が増えてしまうのです。

バスタオルの厚さは素材によって違いはありますが、普通の薄めのタオルなら、およそ1ミリぐらいです。じつは、高さの精度をギリギリまで上げたいときは0・5ミリぐらいの調整が必要になることがあります。当院では、そのときはバスタオルよりも薄いフェイスタオルを使用しています。

ですから、生地の厚い高級バスタオルは枕をつくるのには不向きです。安い物で十分なので、薄めのバスタオルがおすすめ。素材には綿や麻、化繊などがありますが、それこそ家で使い古してカピカピになったバスタオルのほうが高さ調整には適しています。重要なのは素材よりも厚さなのです。

ただし、今までフカフカの柔らかい枕を使っていた方は、バスタオル枕に変えると硬く感じ、違和感を覚えることがあります。その場合は、高さ調整には難がありますが、まずバスタオルの枕に慣れることを優先してフカフカのバスタオルを使ってみてください。慣れてきたら、より高さ調整がしやすい薄めのバスタオルに切り替えていけばいいでしょう。

土台の枕を用意する

枕が高くてバスタオルを何枚も使わなければならないときは、土台の枕を使い、その上にバスタオルを重ねて高さ調整をします。土台の枕として使うものは、なるべく硬いものを選んでください。

枕の高さは人によって、かなり異なります。低い人だと4つ折りのバスタオル2枚ぐらいで済む方もいれば、高い方だと4つ折りのバスタオルを10枚も重ねないと合わないという方もいらっしゃいます。

バスタオルの枚数が多くなると、洗濯が大変ですし、バスタオルを折って重ねるだけでも一苦労。そこで、枕が高い方は土台となる枕を敷いて、その上にバスタオルを重ねるほうが良いでしょう。

土台にする枕の形状は平らでなければいけません。枕の真ん中がへこんでいたり、首の部分に沿って湾曲があったりするような枕は不向きです。

それから、土台となる枕が柔らかすぎると、高さ調整が難しくなるので、ある程度の硬さのあるものが向いています。よくホテルで使用しているようなフカフカの枕はバスタオル枕の土台としてはまったく不向きです。

そば殻やパイプ、ビーズの入った枕も、寝ている間に中身が偏ってしまい、せっかくミリ単位で枕の高さ調整をしても寝ている間に狂ってしまいます。羽毛のものも柔らかすぎるので不向きです。

市販されている枕を土台の枕として使う場合は、化繊などでなるべく硬いものを選んでください。羽毛などを使った高級品の柔らかい枕でなく安くて、硬めのものが向いています。

土台枕の素材でいちばんのおすすめは、綿です。綿の枕は硬すぎず柔らかすぎず、使い続けていくうちに徐々に綿が引き締まってきて硬くなってきます。この使い古したぐらいの硬さがバスタオル枕の土台としてはちょうどよい硬さ。

もし家で使っていない座布団やタオルケットがあれば、それらを適当な大きさに折って土台とするのも一つの方法です。

ミリ単位で枕の高さを調整する

ミリ単位で枕の高さ調整をするというと難しそうですが、コツさえわかれば簡単です。すぐはじめられます。

(i)枕の高さの目安

ミリ単位で枕の高さを調整するというと、かなり難しそうですが、コツさえつかめば誰にでもできます。

まずはバスタオルを重ねてある程度高さのある枕をつくります。

枕の高さは性別や体型など人によってまったく違ってきますが、目安を示しておきます。

平均的な身長と体重の男性の場合は、13センチぐらいの高さからはじめてみてください。平均的な身長と体重の女性の場合は、11センチぐらいからはじめてみてください。平均よりも身長が高いか、体重が重い方は、男女とも高さの目安をもっと高くします。逆に平均よりも身長が低いか、体重が軽い方は高さの目安をもっと低くします。

じつは枕の高さ調整をするには、少し高めの状態からはじめて、1枚1枚バスタオルをめくって高さを下げていったほうがいいのです。「この高さがピッタリだ！」とわかりやすいからです。

ですから、目安となる枕の高さも、少し高めに設定してあります。

また、別の理由もあります。ちょうどよさそうな高さからはじめてしまうと、もっと高くしたほうがいいのか、もっと低くしたほうがいいのか、わかりづらいから。高くした状態からはじめれば、あとは低くしながらちょうどいい高さを探せばいいので、調整が簡単なのです。

低いところからはじめて高くしていく方法もあるでしょうが、やはり「これがピッ

『正しい頭の位置』

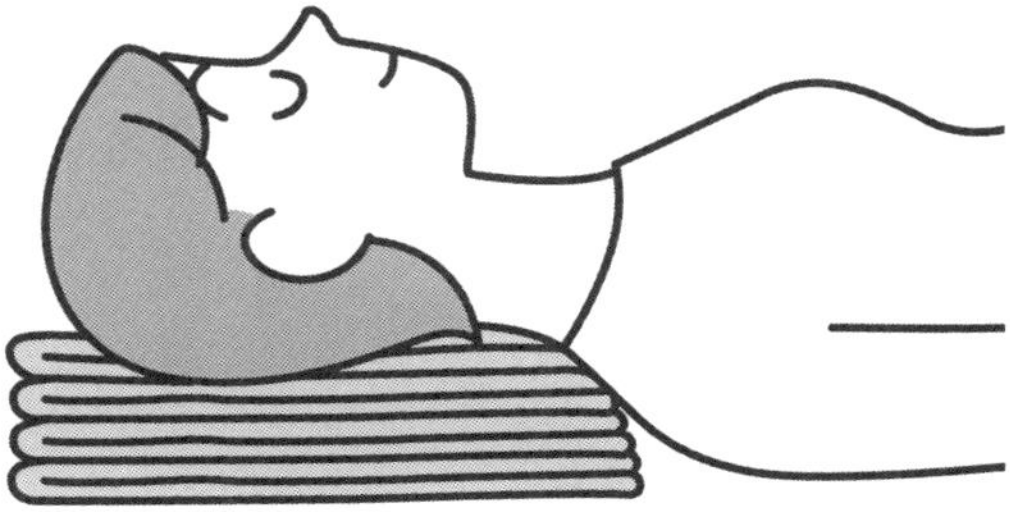

〈横から見た図〉

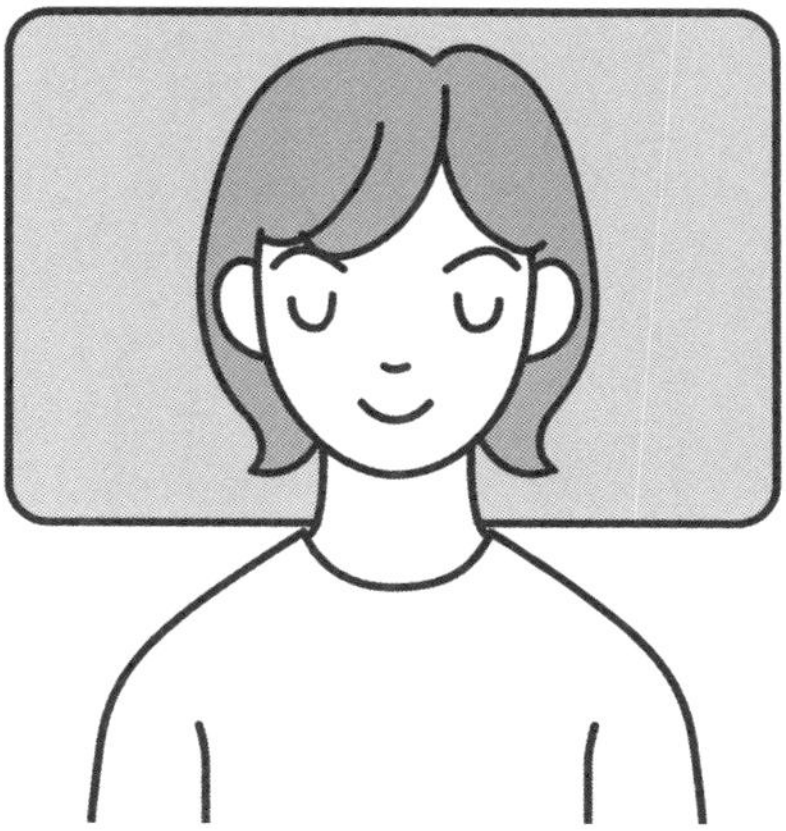

〈上から見た図〉

首までしっかり枕に乗せる
肩が枕の側面に付くくらい

タリだ！」とはわかりにくいでしょう。ピッタリより低すぎるときに感じる快と不快の差は、高すぎるときに感じる快と不快の差より少ないからです。

また、枕の高さ調整をするときの頭の位置も大事です。頭だけを枕に浅く乗せるのと、首までしっかり枕に乗せるのとではまったく違ってきます。自分に合ったピッタリ枕の高さを知るためには、首の付け根まで枕にしっかり乗せてください。枕の側面が肩に付くくらいの感じです。

(ii)呼吸の深さで調整する方法

では、快と不快の違いはどのように判断したら良いのでしょうか。いちばんわかりやすいのは呼吸の状態です。

最初にある程度高めにバスタオルを重ねて寝たら、まず深呼吸をしてみます。高めに設定しているので呼吸が浅くなります。この状態を基準にして高さを調整していきます。

次に、バスタオルを1枚ずつ低くしていきます。その都度、深呼吸をしてみて、呼吸が浅いままなのか深くなったのかを確認します。これをくり返しながら、バスタオルを1枚1枚はがして低くしていき、呼吸が深くできると思ったところがピッタリの高さの目安です。

このように説明しますと、そもそも呼吸が浅いのか、深いのかがわからないという方が結構いらっしゃいます。その場合は、息を吸ったときの胸の膨らみ具合、またはお腹の膨らみ具合を意識してください。胸、お腹がもっとも大きく膨らむなと感じ取れるところが、ピッタリ枕の目安です。

それでもわかりにくいときは、胸またはお腹に両手を置いてみてください。胸やお腹の膨らみを手で感じ取りながら、いちばん膨らんでいるなと感じるところがピッタリ枕の目安になります。

ⅲ首の筋肉の柔らかさで枕の高さを調整する方法

それでも、やっぱり呼吸はわかりづらいという場合は、筋肉や関節の柔らかさで枕の高さを調整する方法があります。

枕の高さがピッタリ合うと、体のすべての筋肉と関節が柔らかくなります。とくに寝ているときにわかりやすいのは、首の筋肉と、足首、アゴの関節です。

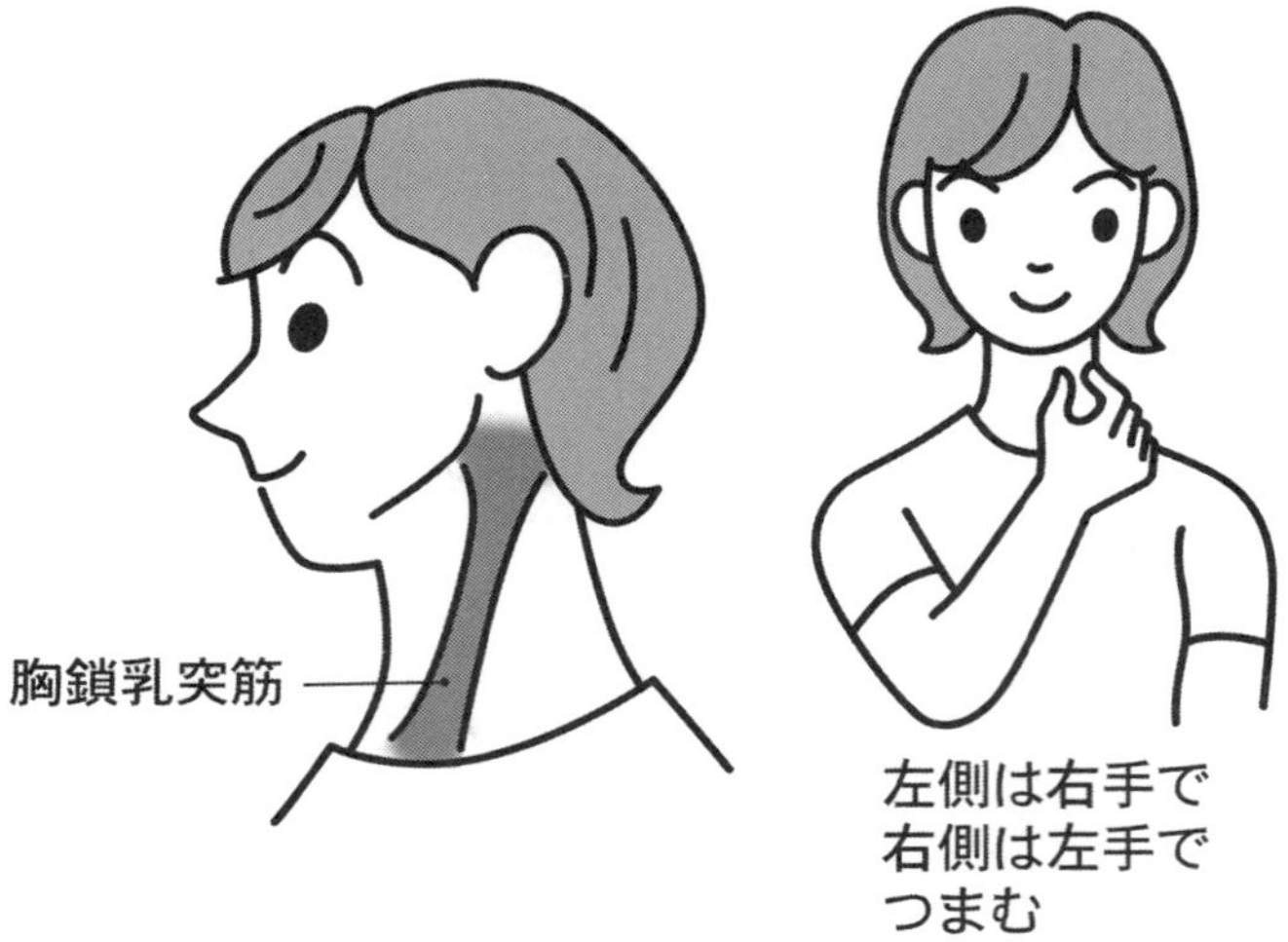
胸鎖乳突筋
左側は右手で
右側は左手で
つまむ

まず首の筋肉です。解剖学的にいいますと、胸鎖乳突筋という筋肉。これを触ってみるとわかりやすいのです。胸鎖乳突筋って聞いたことがないという方もいるでしょうが、見つけるのは名前ほど複雑ではありません。

頭蓋骨の耳の後ろの辺りから鎖骨の辺りにかけて付着している筋肉です。首の筋肉の中でも表面にあって、左右1本ずつ浮いているような筋肉なので、やせている人などは見た目でもわかるぐらい目立つ筋肉。首のスジと呼ぶ人もいます。

首の左右にあるこの筋肉は、どちらか片方だけがとくに硬くなっている場合が多いのです。枕の高さがピッタリ合うと、硬くなっているほうが柔らかくなり、もともと柔らかかったほうはさらに柔らかくなります。触る場所の目安は、鎖骨のちょっと上辺り。ここの筋肉（胸鎖乳突筋）を人差し指で触ってみたり、親指と人差し指でつまんでみたりします。

触り方には、ちょっとしたコツがあります。左にある胸鎖乳突筋に触る場合は右手の指で、右にある胸鎖乳突筋に触る場合は左手の指で触ります。こうしたほうが硬さがわかりやすいのです。

右側の胸鎖乳突筋を右手で触ってしまうと、右腕を持ち上げるために首の右側の筋肉も使ってしまい、胸鎖乳突筋が硬くなってしまうのです。ですから、右側の胸鎖乳突筋を触るときは左側の手で触り、左側の胸鎖乳突筋を触るときは右側の手で触る。これを同時にやるのではなく、どちらか片方ずつ触ります。

ⅳ足首の硬さで枕の高さを調整する方法

次は足首の硬さで調整する方法です。バスタオルの枕を少し高くした状態で、左右の足首を片方ずつ動かしてみます。グルグル回してみたり、前後、左右に動かしてみたり。どちらか片方の足首だけ硬く感じる方が多いでしょう。なかには、両方とも硬いという方もいらっしゃいます。

バスタオルを1枚ずつはがしながら、その都度、足首を動かしてみます。ピッタリの高さになると、左右で硬かったほうの足首が柔らかくなるのがわかると思います。両方とも硬かった方は、両方の足首が柔らかくなります。

なぜ首からいちばん離れている足首に変化が起こるのか不思議に思うかもしれませんが、首のズレがとれると、いちばん遠い足首にも変化が現われるのです。

(v)アゴの動きで枕の高さを調整する方法

次はアゴの関節の状態で調整する方法です。バスタオルを1枚ずつはがしながら口を開けアゴの動きを感じてみてください。高さがピッタリ合ったときはアゴの動きがいちばん軽くなる感じがします。もちろん人によって感じ方は変わりますが、次のような変化も参考にしてください。

・スムーズにアゴが開き、口がすっと大きく開くようになる
・ガクガク鳴っていたアゴが鳴らなくなる、もしくはガクガクが少なくなる

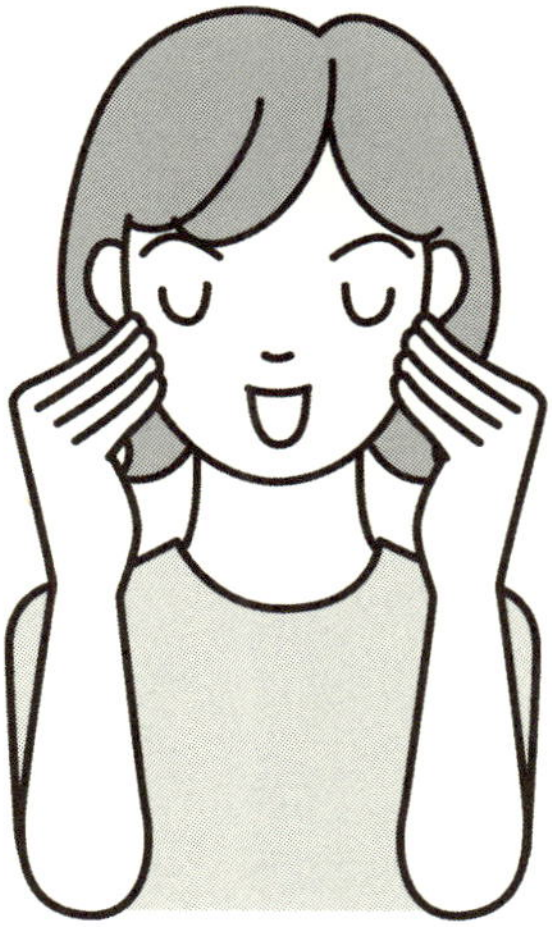
顎関節に指を当てて口を
ゆっくり開く
アゴの動き出しが左右で
同じかチェックする

・奥歯の噛み締めがなくなり、奥歯が浮くようになる

さらに、誰にでも共通して起こるアゴの変化があります。それは、枕の高さがピッタリ合うと、左右のアゴの動き出しが一緒になること。

左右のアゴの動き出しを見る方法は、図のように両手の指を左右のアゴの関節に当てて、口をゆっくりと開いてみます。すると、左右どちらかのアゴの関節が先に動き出し、どちらかが後から遅れて動く場合が多いのです。

枕の高さがピッタリ合うと、左右のアゴが一緒に動き出すのがわかります。

ただし、アゴの動き出しが同じになっても、最後まで同じように動かないことがあります。それは気にせず、あくまで見てほしいのは左右のアゴの動き出しのところです。

ⅵアゴが上がっているか、下がっているかで判断する方法

ここまで呼吸の深さ、首の筋肉の硬さ、足首の柔らかさ、アゴの動き出しと4つの方法を紹介してきましたが、このなかで、いちばんわかりやすいと思うものをひとつ、できれば2つ選んで枕の高さ調整をしてください。

たいていは、これで枕の高さ調整ができますが、毎日くり返していますと、ほんとうはもっと高くしたほうがいいのではないか、逆に低くしたほうがいいのではないかと迷うことがあります。そんなときに便利な確認方法があります。

それは、アゴが上がっているか、下がっているかを見ること。寝ているときに自分のアゴが上がっているようなら、枕が低いのでバスタオルを足して高くします。逆にアゴが下がっているようなら、枕が高いのでバスタオルをはがして低くします。

ここまでの説明で自分にもできると思われる方は、そのままやってみてほしいので

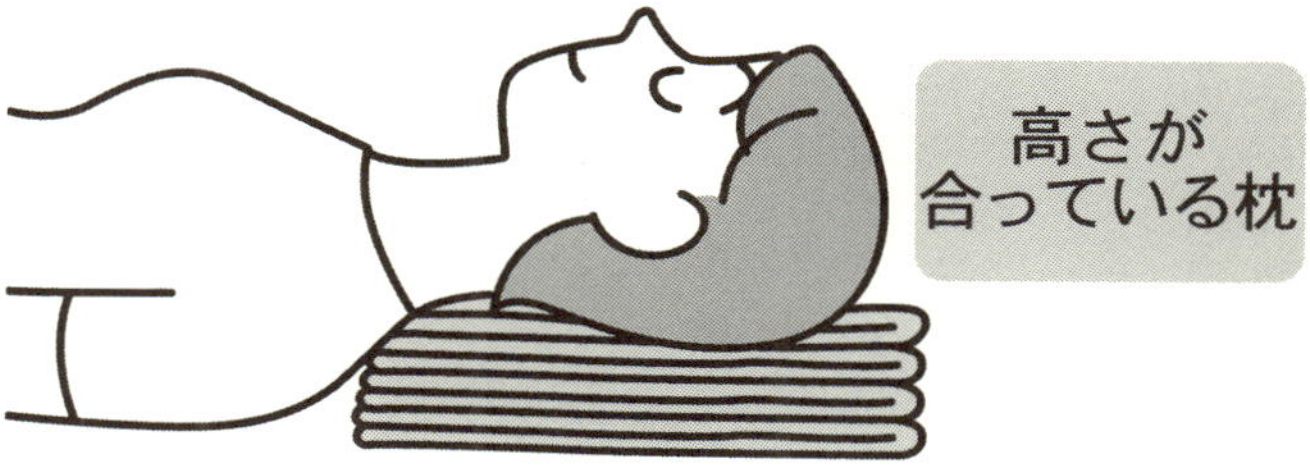

顔の面が真上を向いている

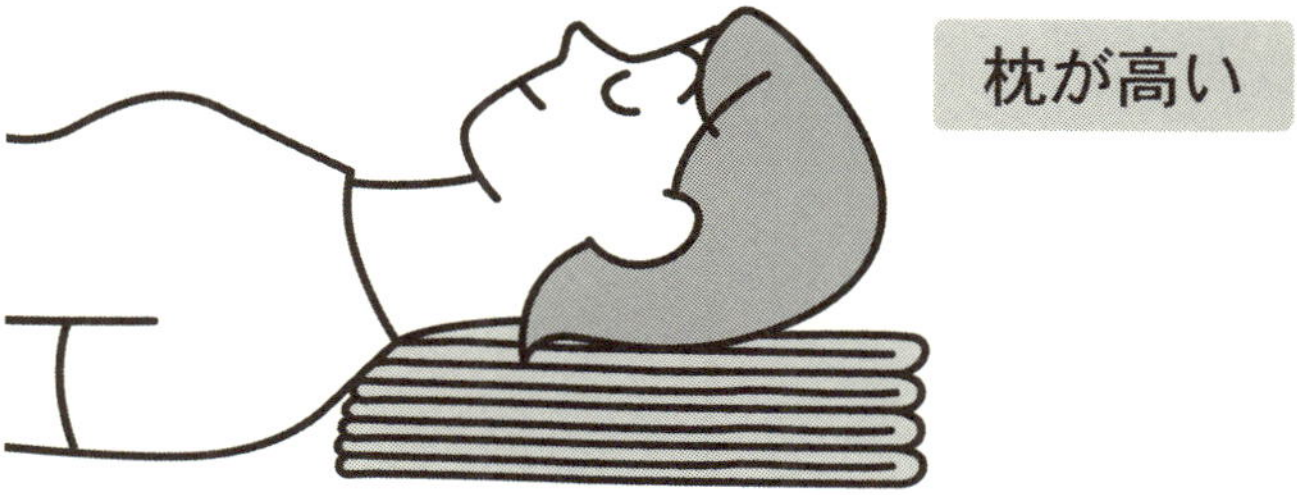

アゴが下がっている
タオルをはがして低くする

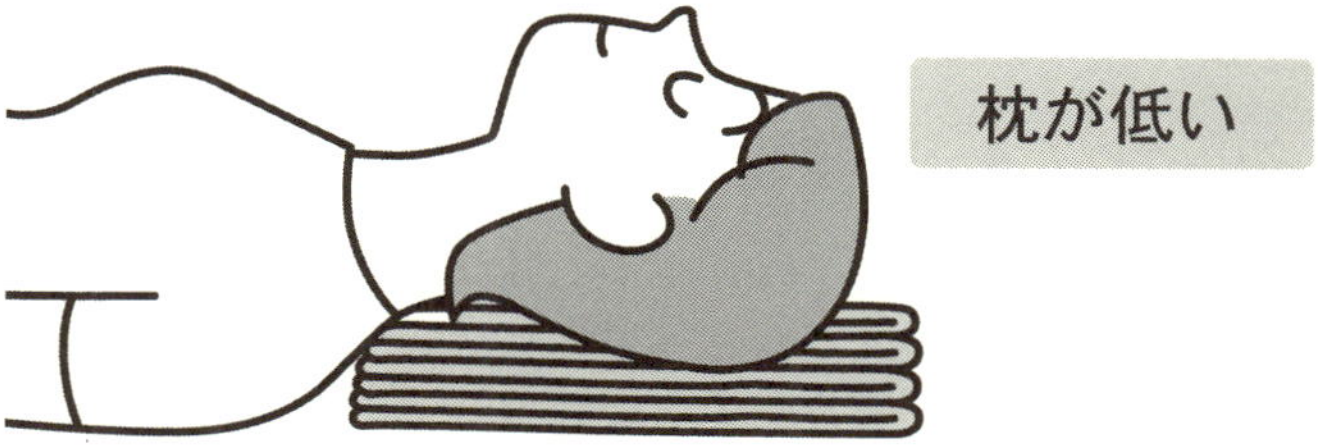

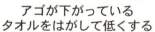

アゴが上がっている
タオルを足して高くする

すが、なかには、そもそも自分のアゴが上がっているか、下がっているかわからないという方がいます。

たしかに、自分で自分のアゴを見ることはできません。そんな場合は、アゴそのものよりも頭の位置を意識したほうがわかりやすいと思います。

アゴが下がっていると、頭は上がっています。そのときは枕が高すぎます。反対にアゴが上がっていると、頭は下がっています。そのときは枕が低すぎます。ちょうどよい高さのときは、アゴが上がっても下がってもいない状態で、頭も上がっても下がってもいません。頭の位置、傾きを意識することで、枕のちょうどいい高さがわかりやすくなると思います。

枕の高さ調整に慣れてくると、頭が上がっているか、下がっているかを感じるだけで枕の高さをミリ単位で調整できるようになります。

結局、5つの方法を紹介しましたが、さらに付け加えますと、枕の高さがピッタリ合うと、寝ていてとても気持ちよく感じます。じつは、これこそいちばんの目安になります。

横向きで寝る場合

首のズレをとるには仰向けで寝るのがいちばんですが、横向きで寝たい場合もあるでしょう。そのときは、肩幅分を枕の高さにするのが目安です。鼻筋のラインを基準に高さ調整をするようにします。

仰向けで寝るのと横向きで寝るのとでは、枕の高さは変わってきます。横向きで寝るときは、肩幅分を枕の高さにします。それは結構な高さになりますから、「こんなに高いの？」と驚かれる方もいるぐらいです。

ところが、ほとんどの場合は、市販されている普通の枕で横向きに寝ているので、かなり低くなってしまいます。

横向きで枕の高さがピッタリと合うと、鼻筋のラインが水平になります。枕が高すぎると、頭が上がった状態になり、枕が低すぎると、頭が下がった状態になります。でも、誰かに鼻筋のラインを見てもらえるなら簡単でしょうが、自分の鼻筋のライ

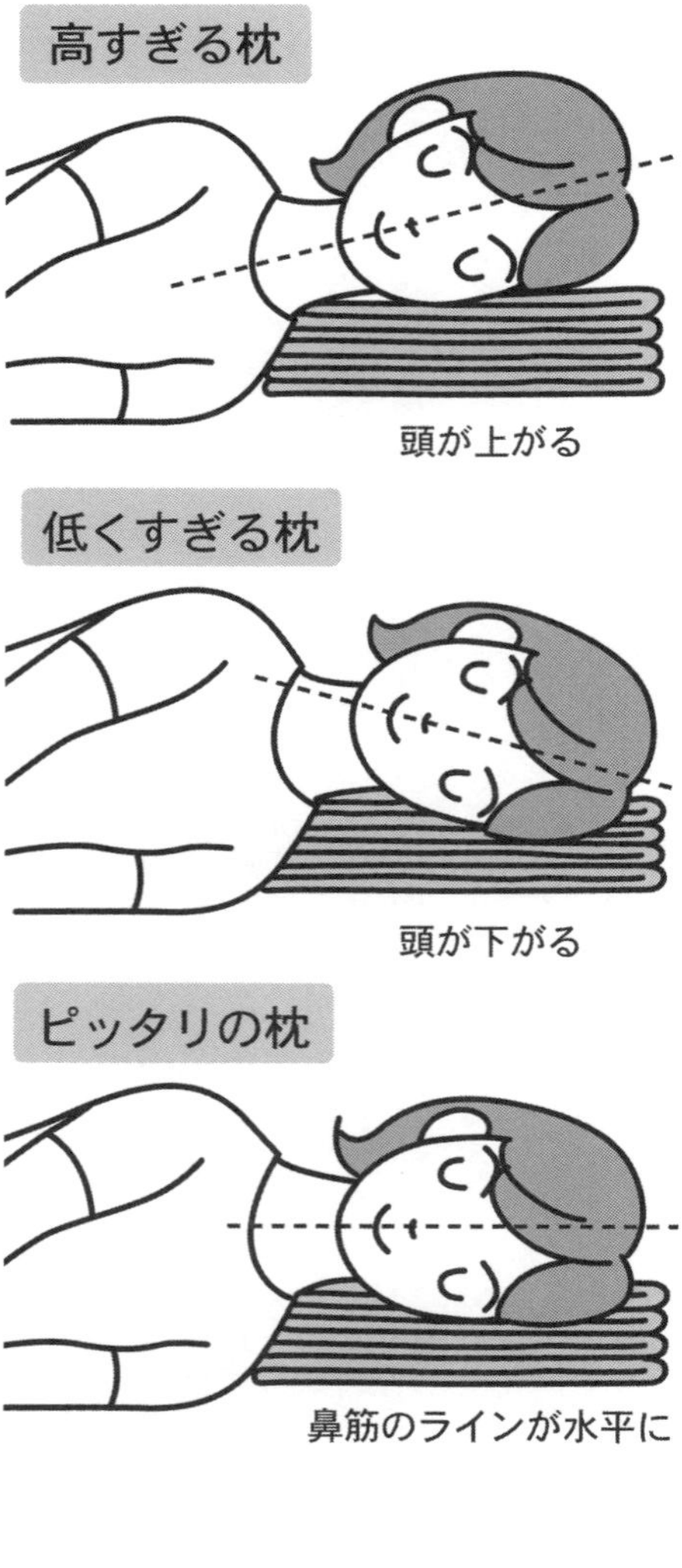
高すぎる枕
頭が上がる
低くすぎる枕
頭が下がる
ピッタリの枕
鼻筋のラインが水平に

ンを確認するのは意外に難しいかもしれません。その場合は、呼吸を目安にしてください。横向きで寝るときの枕の高さも、呼吸が深くできる高さがピッタリ枕の高さです。寝たときの気持ちよさも目安になります。

枕の高さ調整方法を動画でも見ていただけるように、ユーチューブにもアップしました。下のQRコードからアクセスしてご覧ください。

URL
https://www.youtube.com/watch?v=ix8WbWX2Vmg&t=5s

枕の高さは姿勢によって異なるし、寝ている間も変える必要がある

日によって、さらには寝てからも時間がたつにつれ枕の高さを変えるほうがいいのです。寝ている間中、深い呼吸が続きます。

バスタオル枕は、数年前に初めてテレビなどで紹介され、広く知られるようになりました。しかしテレビでは、もっとも重要なポイントが抜けていたのです。それは、これまで何度もくり返しているように、日々変化する首の状態に合わせてバスタオル枕の高さを調整するということ。いったんバスタオルで枕をつくれば、そのままでいいという話ではないのです。

ましてや、出来合の枕が当たり前になっていたり、自分の頭の形に合わせたオーダー枕ならきっとぐっすり眠れると思ったりしてきた方たちからすると、「枕の高さを毎日変えるなんて何を言ってるの？」ということになるでしょう。

それは、首のズレが体全体に与える影響がいかに大きいかがわかっていないからです。ほんとうは、日によって、さらには寝ている間にも枕の高さを変えるのが正しいのです。

寝ている間も高さを変えると言ったら、驚かれますか。当院では、施術後、寝ていただくときバスタオルで枕の高さをピッタリ合わせますが、寝ている間に私が1枚ずつバスタオルをはがして低くしていきます。

バスタオルの最初の枚数は人によって違います。姿勢の違いが影響するからです。また、体が疲れているほど枕は高くなります。体が疲れていると体が丸まって猫背気味になるため、それに合わせて枕は高くなります。そのほうが首のズレがなくなり、体がリラックスし、筋肉や関節がゆるむからです。

自分の姿勢に合った高さの枕で寝ていると、しだいに猫背が改善され、姿勢が良くなっていきます。

このように、姿勢の違いやその日の疲れ具合で枕の高さを調整しなければなりませんが、たとえピッタリ枕にして寝はじめても、寝ている間に呼吸が浅くなったり、首の筋肉が硬くなったりすることがあります。それは首の状態が変化して枕の高さが合わなくなるためです。

その場合はバスタオルを1枚はがして枕の高さを下げればいいのです。すると、枕の高さが再びピッタリ合い、深い呼吸ができますし、首の筋肉も柔らかい状態になります。

当院の場合は、私が様子を見ながらバスタオルを1枚ずつはがしていきます。4時間寝ている間に、多い人だとタオル12枚分くらいはがします。姿勢の良い人ほど少なくなり、たいていは3枚分ぐらいです。

でも、自宅で寝る場合は、眠ってしまったら自分でバスタオルをはがすことはできないですよね。「え〜、そんなの無理！」「毎日調整するのは何とかできるけど、寝ているときに調整なんてできない！」という声が聞こえてきそうです。

でもご安心ください。寝はじめの20分くらいの間、枕の高さを調整してタオルを1枚ずつ低くしていけば体を修復する効果は十分期待できるからです。あとはそのまま眠ってしまっても大丈夫です。

1日20分ピッタリ枕で寝るだけで体は修復されていく

1日20分だけ枕を調整して寝るだけでも、アゴ、首、肩、腰の痛みが楽になっていきます。

じつは、20分だけ枕の高さ調整をする時間帯は夜寝る前でなくても構いません。夜そのまま眠るのがいちばんでしょうが、朝起きてからの20分でも、昼間の時間があるときに20分間でもいいのです。時間帯はいつでもいいので、バスタオルを1枚ずつはがして枕調整をしながら20分寝る。これだけで体が修復されます。

20分ではがすバスタオルの枚数は、平均で2枚から3枚。多くても5枚くらいです。

夜寝るとき、仰向けで寝はじめても、寝ている間に横向きになってしまい、朝起きるときに首や肩がこってしまっていることがあります。いわゆる寝違えという状態。そんなときは、そのまま起き上がらず、20分間、枕の高さ調整をしながら横になっていてください。首や肩のコリなどの寝違えが解消して起き上がることができるでしょう。

私たちは、外に出かけて帰って来たときや、旅行から帰ったときなどに、20分間、枕調整をしながら寝るようにしています。それだけで、疲れた体がリセットされます。

運動後のストレッチ体操の代わりに、このやり方で20分寝るのも効果的。運動で痛めた筋肉が修復され、筋肉痛になりにくくなります。

このように20分間だけ寝るときはなるべく下が硬い所で寝るのがおすすめ。フローリングの上や畳の上など、硬いものに直接寝ると効果を感じやすくなります。柔らかいベッドの上だと枕が合わせづらいので、効果も感じにくいです。

体にいいのはわかるけれど、昼間から20分も横になって寝るのはちょっと、という方がいます。寝るだけで健康になれるなんて、こんな楽なことはないはずなのに、怠けているようで抵抗があるみたい。

一般的に日本人は、寝ることに対して怠けていると思いがち。とくに昼間から寝ることには抵抗がある。どうも、体を常に動かしていないと落ち着かないようです。でも昼間は、健康な体で活動できたほうがいいでしょう。そのために、体を動かすよりは寝ること、高さの合った枕で寝ることを実践してみましょう。それだけで、ぐっすり眠れるようになりますし、首コリや肩コリ、腰痛などが消えていきます。

すぐに実践してみましょう。

PART

II

なぜ枕の高さ調整だけで体が治っていくのか?

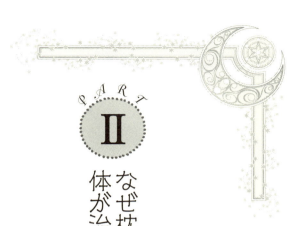

首1回の施術で体が回復する奇跡！

首のズレを1回調整するだけで、ほとんどの症状を改善してしまう。病の問屋だった私の体がみるみる回復！

いつも元気な私ですが、以前は体の痛みと不調で辛い日々を過ごしていました。小学生のころより冬の間中、気管支喘息が続き、毎日の頭痛にも苦しみました。高校生になってからは数カ月おきにギックリ腰が発症し、毎週末になると発熱していました。痛みは本人にしかわかりません。病院で診てもらっても原因がわからず、痛みを我慢する生活が長く続きました。あまりに辛いので、「きっと20歳まで生きられない」と本気で思っていましたし、「死んだほうが楽だ」と悲観的に考えるのがクセになっていました。

会社勤めを始めてから数年経った25歳のとき、実家で飼っていた愛犬の死が引き金で右耳が聞こえなくなる突発性難聴になり、めまいまで起こすように。このころから不眠症になり、毎日睡眠導入剤を飲んで寝ていました。

結婚を機に国分寺に引っ越したところ、会社までの通勤時間が長くなったのがストレスになり、うつ病まで発症。パニック症なども重なって働けなくなり、会社を退職して自宅療養をすることになりました。

悪いことは重なるものです。会社勤めをしていた夫もある日突然、頸椎ヘルニアで倒れ、会社を休職。さらに国から難病指定されている潰瘍性大腸炎まで発症してしまったのです。

働き盛りの〝いい大人〟が二人とも寝たきりとなって、1カ月半ほど自宅に引きこもったまま。病院に行っても二人の状態は変わらないし、近所の整体院に通っても治らない。「このまま病気が治らなかったらどうするの?」「このまま二人とも寝たきりだったら、生活保護になるのかな?」と不安に押しつぶされそうな日々でした。

そんなとき、「首を1回調整するだけで、ほとんどの症状を改善してしまう」というカイロプラクティック（手技療法の一つ）があることを知り、首を調整してもらったのです。すると、驚くことに、それだけで二人とも会社に復帰するまでに回復できました。

夫婦ともに辛かった痛みから抜け出し、病の問屋だった体が驚くほど健康になったのです。これがきっかけで、このカイロプラクティックについて勉強しました。3年ほど勉強した後、これなら自分たちと同じように辛い毎日を送っている人たちを助けることができると確信し、自宅でカイロプラクティック院を開業したのです。

「首を1回チョップして、あとは8時間寝るだけ」をキャッチフレーズにして、名前を「チョップ整体院」にしました。来院者が順調に増え、開業2年目には2本のテレビ番組で紹介されました。

とくにTBSの『Gメン99』という番組は大反響で、その番組を見た方々が北は北海道から南は沖縄まで全国各地から来られるようになりました。

名前はその後、「アキサワ東京カイロプラクティック」に変更しています。

ピッタリ枕にするだけで睡眠の質が一気に向上！

首の状態に合わせて枕の高さをミリ単位で調整して寝ると、寝ている間は首のズレの影響がない状態になります。首を調整したのと同じ状態で横になっているため、寝ている間に体の歪み、骨盤の歪みがとれていて、首や肩のコリ、腰痛など体の痛みも解消されていきます。何よりぐっすり眠ることができます。

ＰＡＲＴⅠで首のズレは体全体に決定的な悪影響を与えると述べましたが、そもそも首のズレとは何か。それは、首を構成している頸椎の並びにズレが生じることです。とくに頸椎を構成している7つの骨のうち、いちばん上にある「第一頸椎」がズレること。構造上、この部分がもっとも簡単にズレやすいのです。

体全体に悪影響を与える首のズレとは、正確にはこの第一頸椎のズレのことなのです。もっとも頭部の近くに位置するため、ミリ単位のズレでも体全体に深刻な悪影響

『第一頸椎の位置』

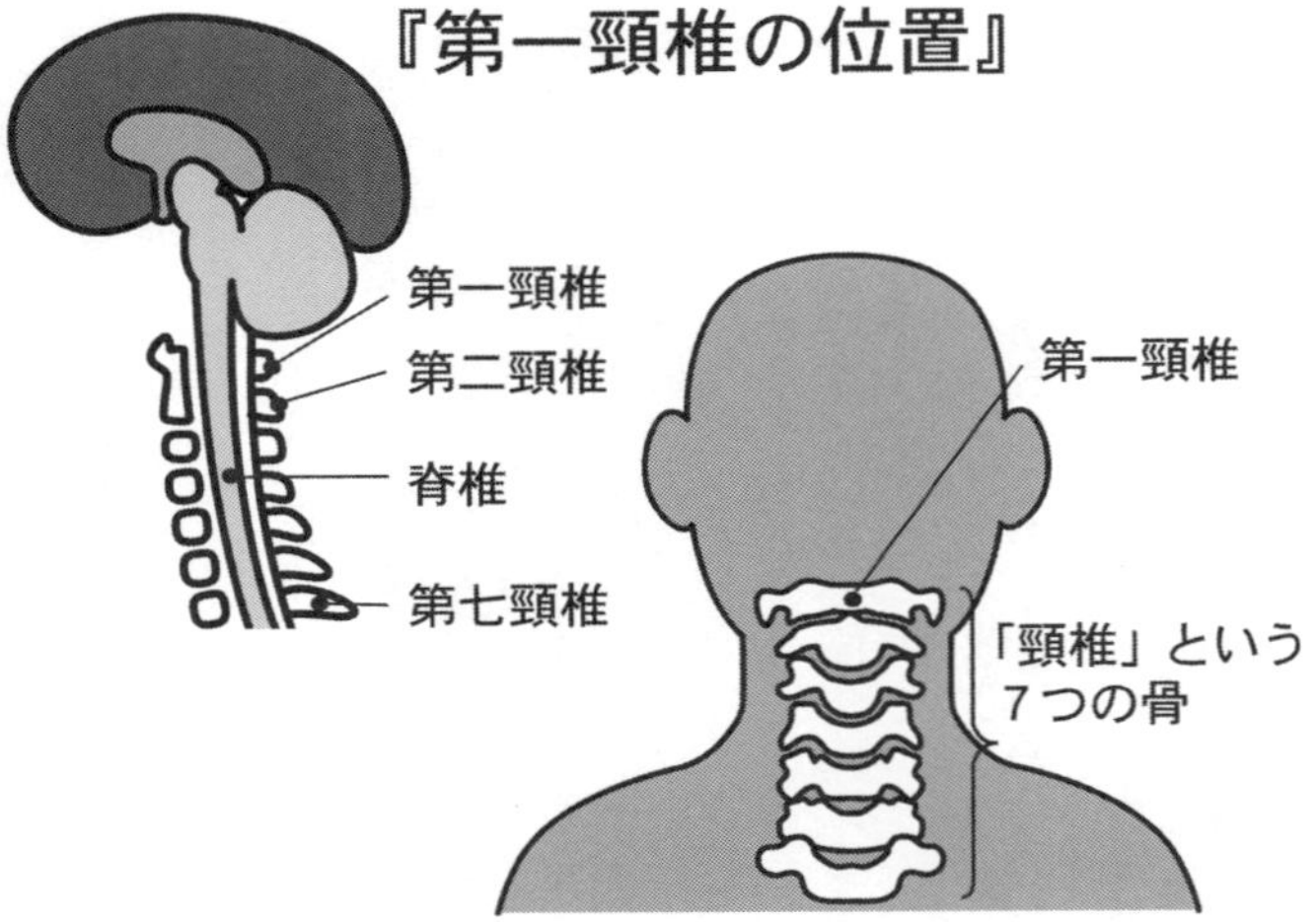

を与えてしまうのです。

当院では、首を1回ポチッと押す施術によって、この第一頸椎のズレをとっています。ところが、せっかくズレがとれてもそのまま帰ってしまうと、第一頸椎がまたすぐにズレてしまう。ですので、ズレがとれた状態を定着させるために、施術後そのまま帰らずに何時間か横になって休息していただくことにしたのです。

このとき徹底的にこだわったのが、ミリ単位でズレを調整した首の状態に合わせて枕の高さを調整することでした。そのためにもっとも適したのがバスタオルでつくった枕だったのです。

最初のころは施術後8時間くらい横になっていただきましたが、工夫を重ねていくうちに、4時間ほど横になるだけで十分効果が得られるようになっています。

寝たあとすぐの反応でいちばん多いのが「久しぶりにぐっすり眠ることができた」であることは先に述べたとおりです。当院のお客様には枕の高さ調整を自分でもできるようにしてもらい、自宅で続けていただくようにしていますが、熟睡できる日が多くなり、コリや痛みがない調子のよい状態も長く続きます。

当院で首のズレをとる施術を受けなくても、枕の高さ調整をして寝ていれば、寝ている間は首のズレがない状態になるので、施術を受けたのと同じような効果が得られることもわかっています。そのことを伝えたいと思ったのが、本書を出版したいちばん大きな理由です。

誤解のないようにお伝えしますが、ピッタリ枕で寝るだけでは完全に第一頸椎のズレがとれるわけではありません。寝床から起き上がると第一頸椎はまたズレてしまいます。しかし、毎日ピッタリ枕で寝ることによって、寝ている間は第一頸椎のズレがとれ、その間は体が改善していきます。その毎日の積み重ねで徐々に本来あるべき元気な体へと変化していくのです。

ぐっすり眠れるだけで体の活力が高まります。首コリ、肩コリ、腰痛、さらには体のさまざまな痛みも改善していきます。本書で紹介している枕の調整方法を実践していただくだけで、「睡眠は最高の薬」であることを実感していただけることでしょう。

万病の原因は首のズレにあった！

体の不調の原因が首のズレにあるという事実は、常識的には理解しにくいかもしれません。しかし、非常識が常識に変わることもあるのです。私たち夫婦は二人して家に引きこもるほど体の痛みと不調で苦しみましたが、本当の原因は痛んでいるところではなく、首のズレにあったのです。

「体のすべての痛み、不調は首のズレにあります。これを整えるだけで、すべて改善してしまいます」

こうお話をすると、

「そんなことあるわけないでしょ」

「首のズレを調整するだけで、痛みや不調がすべて改善するはずがない」

と言われることがよくあります。

私たちの普通の感覚では、腰が痛かったら腰に原因があると感じますし、うつ病だったら脳に原因がある、心臓病だったら心臓に原因があると感じてしまいます。

私たち夫婦は、二人して家に引きこもるしかないような体の痛みと不調に苦しみました。いろんな専門機関で診てもらうと、痛んでいるその部分に問題があり、そこを中心に治療方針が出ます。最初はそうだなと思い、言われるままに治療を続けましたが、答えはまったく別のところにあったのです。

体の痛んでいる部分とはまったく関係ないと思っていた首のズレに原因があることを知りました。その原因を取り除くことで、あれほど辛かった痛みや不調から解放されたのです。今はその体験をきっかけに研鑽を重ね、施術を行なっています。

常識と考えていたことが、じつは間違っていたという体験はよくあることです。たとえば私たちの小中学校時代は、「運動中は水を飲むな」と教えられていました。水を飲むと疲れてしまうので、運動中は飲まないほうがいいと考えられていたからです。

私は中学時代、陸上部に所属していましたが、真夏の練習中でさえ水を飲まないようにしていました。それが常識だと思い、喉がカラカラでフラフラになりながらも、練習に励んでいたものです。

その常識は今、180度変わっています。「運動中は、こまめに水を飲みなさい」となっているのです。水を飲まないと脱水症状や熱中症にかかる恐れがある、水を飲んだほうが運動能力も向上する、という考え方に変わったのです。もし教師が運動中の子どもたちに水を飲ませないような指導をしていたら、きっと親御さんたちが怒鳴りこんでくるでしょう。

体に関することでも、当時は常識だったことが大きく変わることはあるのです。とくに現代は研究の進展がはやく、これまでの常識を覆すような新しい事実が次々と明らかになってきています。それは、私たちの体に関することでも同じ。

「万病の原因が首のズレにある」という事実も、今はまだ非常識と思われる方が多いかもしれませんが、私たちが毎日施術している方たちの体に起こる変化は、その非常識が常識に変わることを教えてくれています。

中枢神経の通り道である首はきわめて重要

第一頸椎のズレはミリ単位の微妙なズレでも、全身に深刻な影響を与えます。脳と全身を結ぶ第一頸椎で中枢神経の流れが悪くなると、呼吸機能、血液の循環、筋肉の動き、内臓の動きなどがおかしくなります。「首のズレが万病の元」というのは、けっして大袈裟な言い方ではないのです。

「万病の原因が首のズレにある」というのは信じられなくても、「首が体の中でとても大事な部分である」と思われる人は多いでしょう。なかには、年配者から「首は大事なところだから毎日きれいに洗いなさい」なんて言われて育った人もいるかもしれません。

首が大事な理由は、脳から全身に広がる中枢神経が首を支えている頸椎の中を通っているからです。さらに、心臓から脳に大量の血液を運ぶ大動脈・静脈、さらに肺の中に空気を送り込む気管、食べ物を運ぶ食道も首の中を通っています。

そのなかで、首の微妙なズレであってもきわめて敏感に影響を受けるのが、全身の司令塔である脳と体を結ぶ中枢神経です。気管支や食道への影響もありますが、それらの働きを調整しているのも中枢神経。

ですから、首を通っている中枢神経が首の微妙なズレで影響を受けると、体のあちこちに障害が起こる可能性はきわめて高いのです。

脳から全身への情報伝達、全身から脳への情報伝達は神経の中を流れる電気信号によって行なわれています。私たちは来院される方に、この電気信号の流れがスムーズな状態を「神経の流れがいい」という表現でお伝えしています。

首にズレが生じると、中枢神経が圧迫され、この神経の流れが悪くなる（神経が滞る）。そのため、脳と体全体の間の情報伝達がうまくいかなくなり、呼吸機能、血液の循環、筋肉の動き、内臓の動きなど、体全体の働きがおかしくなり、障害を引き起こすのです。

ですから、「首のズレが万病の元」というのは、けっして大袈裟な言い方ではありません。

首のズレについて、もう少しお話しします。

首を支えているのは7個の骨から成る頸椎です。このうち、ズレが生じるともっとも深刻な影響を与える第一頸椎は、頭部のすぐ下にある骨です。体の柱である脊椎のいちばん上にある骨であるともいえます。

ここにある中枢神経は、脳から全身に情報を伝える最初の通路。反対に、全身からの情報が脳に伝わる最終の通路でもあります。

もし、ここの中枢神経が第一頸椎のズレで圧迫されたら、脳と全身の間の情報伝達が決定的にうまくいかなくなります。ですから、アメリカで広まったカイロプラクティックは元々、どんな症状でも第一頸椎のズレを調整することが中心でした。

ところが現在は、首以外の部分の骨をバキバキッと矯正し、ついでにマッサージもして筋肉を緩め、痛いところを改善するのが主流になっているようです。カイロプラクティック本来の姿を考えますと、非常に悲しいことです。

なぜ、そうなったかといいますと、第一頸椎のズレを矯正するにはとても難しい技術が必要だから。それよりも、全身をバキバキとやるほうが簡単ですし、施術を受ける側も気持ちがいいので、当面は満足できます。

しかも、首に下手な施術を行なうと、頸椎損傷など重大な事故につながりかねません。たとえ事故が起こらなかったとしても、体には何も変化が起こりません。

こうして、施術者側も客側も本来のカイロプラクティックから離れていってしまったように思います。

それでも、首だけのカイロプラクティックがナンバーワンだと知っている施術者は、一度は首だけのカイロプラクティックの施術を試みます。ところが、目の前のお客様の症状がまったく改善されないため、首だけでは治らないとあきらめてしまう。そして、全身をバキバキするカイロプラクティックに乗り換える。

こうして、首だけのカイロプラクティックは衰退してしまった。というより、発祥当時からメジャーになることなく、知る人ぞ知るマイナーな施術として細々と生き延びているといった感じです。

根本原因を取り除かなければ意味がない

骨盤のズレの根本原因は第一頸椎のズレにあります。このズレをそのままにして、いくら骨盤を矯正しても元に戻ってしまいます。まず第一頸椎のズレをとること。そうすれば、体の障害は自然に改善していきます。

バキバキするカイロプラクティックでも、お客様の体の歪みをとることが目的であり、体の歪みをとることで体の痛みがとれるという考え方は首だけのカイロプラクティックと同じです。首だけでなく、背中の脊椎にズレがあれば、そこを矯正し、骨盤が歪んでいれば、骨盤の矯正を行ないます。そうして姿勢を正していくのです。

しかし、背中の脊椎のズレも、骨盤のズレも首の第一頸椎のズレが原因になっていきます。ですから、第一頸椎のズレを調整すれば、自然に他の部分のズレも整っていきます。

たとえば、世の中には骨盤のズレを気にしている方が多いと思います。骨盤のズレを治せば腰痛が改善するとか、骨盤体操で体のバランスが整うとか、骨盤矯正ベルトが効果的であるとか……。骨盤矯正を強調している整体院もあります。

しかし、いくら毎日骨盤体操をやっても、骨盤矯正ベルトを付けても、整体院に通って骨盤矯正を何回受けても、すぐに骨盤が元の状態に戻って歪んでしまいませんか。せっかく骨盤のズレを矯正しても、また翌日には元に戻ってしまうという体験をしている方が多いのではないでしょうか。

それは、骨盤のズレの根本原因である第一頸椎のズレをとっていないから。第一頸椎のズレをとれば、自然に骨盤のズレもとれますし、体の歪みもとれていきます。当院で第一頸椎のズレを矯正した方のなかには、5年以上体の歪みがないまま過ごしている方もいます。

逆に第一頸椎がズレたまま、骨盤調整をしても、必ず骨盤は再びズレてきます。

骨盤のズレについては、たくさん情報があり、興味がある方も大勢いらっしゃると思うので、どのような状態になったら骨盤が整ったと言えるのか、その基準や方法も後ほど説明したいと思います。

日本人の約7割が睡眠で悩んでいる

クタクタになってベッドに入るが、眠りたいのに眠れない。横になってみたものの、あれやこれや余計なことを考えてしまう。時間だけが過ぎていき、早く眠らなきゃと焦るが、眠れない。そうこうしているうちに朝を迎えてしまう。こんな悩みを抱える人が増え続けています。日本人の約7割が睡眠で悩んでいるという調査報告もあります。

万病の原因は首のズレ、とりわけ第一頸椎のズレにあるとお話ししていますが、その影響はまず睡眠の質と量の低下として現われます。

よく眠れないまま朝を迎えると、前日の疲れがとれないまま新たな1日がはじまります。それをくり返していくうちに疲れが累積され、ついには体に痛みが出たり、病気を発症したりします。

ある研究機関によると、6時間以下の睡眠ではガンや認知症のリスクが高まるという研究結果があります。睡眠時間が短いと仕事の効率が低下するという調査結果も出ています。社員の睡眠時間を把握し、睡眠時間を7、8時間取れるように企業努力として取り組んでいる会社もあります。

睡眠の質と量の低下が心身の健康を低下させることが明らかになるにつれて睡眠への関心は高まっていますが、現実はなかなか〝いい睡眠〟がとれず悩んでいる人が増え続けています。なぜでしょうか。

家の外でも中でも世の中にはストレスがいっぱいです。会社の人間関係だったり、得意先とのいざこざだったり、はたまた長時間の残業だったりと、ストレスの原因があふれています。家に帰っても家事や育児のストレスで心身が休まる時間などどこにもない。

それでも寝れば何とかなると、クタクタになって疲れ切った体を引きずるようにしてベッドに入るが、眠りたいのに眠れない。布団に入ってもあれやこれや余計なことを考えてしまう。そうこうするうちに時間が過ぎていき、早く眠らなきゃと気持ちばっかり焦ってしまう。そして、眠ったのか眠れなかったのか、わからないうちに朝を迎える……。

睡眠の質の状況

睡眠の質の状況として、男女とも「日中、眠気を感じた」と回答した者の割合が最も高く、男性 37.7%、女性 43.0% である。その他の項目では、「睡眠時間が足りなかった」と回答した者の割合が男性では 30 歳代、女性では 20 歳代および 40 歳代で約4割となっている。

20 歳以上、男女別の睡眠の質

問睡眠の質についておたずねします。あなたはこの1カ月間に、次のようなことが週3回以上ありましたか。あてはまる番号をすべて選んで○印をつけてください。

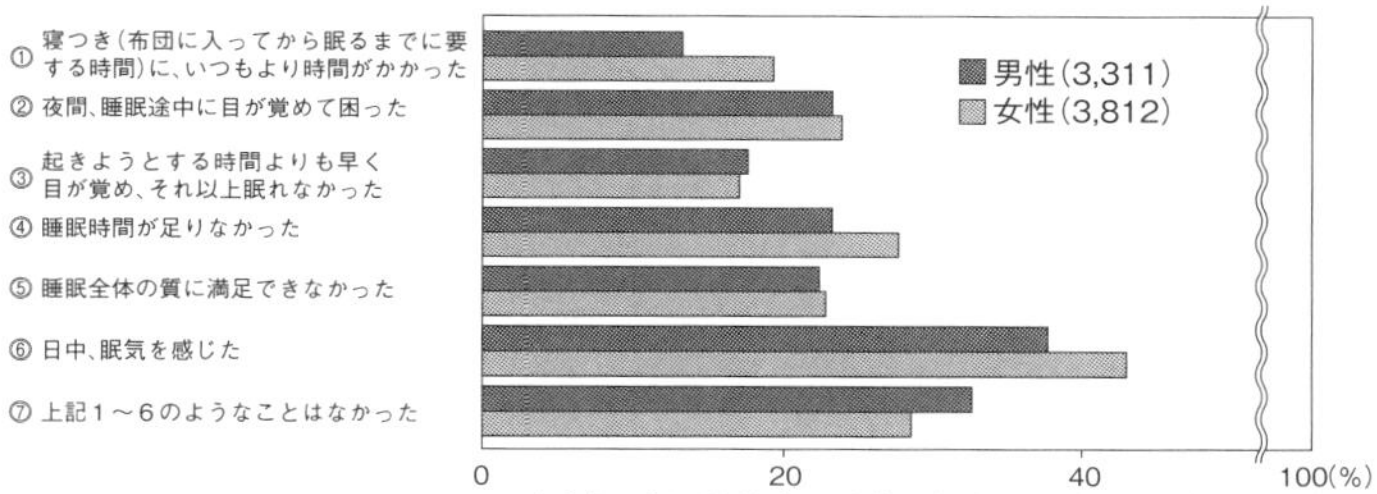

(平成25年国民健康・栄養調査結果：厚生労働省HPより)

これでは1日の疲れはとれないし、ストレスだって溜まったまま。こんな毎日が続いたら、いやになっちゃいます。でも、こんな睡眠の悩みを抱える人が増え続けています。

平成25年の厚生労働省による「国民健康・栄養調査」の結果によると、睡眠に関して悩みを抱えている人は全体の7割ほどにも達しています。そのなかで日中眠気を感じるという人は4割ほど。

お酒、睡眠薬で眠るのはNG。ピッタリ枕こそ快適睡眠のカギ

睡眠導入剤やお酒で何とか眠ろうとする人は多いと思います。しかし、そうした方法では質の高い睡眠は得られません。第一頸椎がズレているかぎり、不眠は根本的に解消されないのです。ピッタリ枕で寝ていると、その間は第一頸椎のズレの影響がなくなるので、ぐっすり眠れるようになります。この方法なら誰でも安心して取り組むことができます。

何とか寝つきをよくしようと、寝る前に寝酒をしたり、睡眠薬を服用されたりしている人は大勢います。当院に来られるお客様のなかにも、睡眠導入剤なしでは眠れないという方や、寝る前に必ずアルコールを飲まないと眠れないという方が多くいらっしゃいます。

そういえば私がOLをしていたときに、こんなことがありました。普段、会社の人に自分が睡眠導入剤を飲んでいるなんて話はしませんが、あるとき何となく睡眠の話

になり、「私は不眠症で寝つきが悪いから、毎日睡眠導入剤を飲んでいるよ」とポロッと話したことがあります。すると「私も睡眠導入剤飲んでいるよ！」「僕も！」「私も！」「え～、みんな飲んでいるの～!?」となって驚いたことがありました。

普段は、睡眠導入剤を飲んでいることを話題にすることはないでしょうが、じつは周りにも睡眠導入剤を飲んでいる人は多いと思います。うつ病の薬を飲んでいる人もけっこう多いようです。

睡眠導入剤は昔と違って、今では薬局でも簡単に買えるので、気軽に服用しやすくなっています。しかし、睡眠薬には副作用がありますし、眠ることができても質の高い睡眠を得ることは難しいのです。

それなら、薬ではなくアルコールのほうがまだましだと思いますか？　いえいえ、アルコールだって薬と同じです。気絶をして寝ているようなもの。疲れはそれほどとれないし、体の修復もされません。

私も昔は毎日睡眠導入剤を飲んで寝ていました。たしかに薬を飲めば眠れるし、眠った気持ちにはなりますが、体の痛みはとれないし、回復力が戻ってくる感じもありませんでした。

夫は、睡眠導入剤だけでは眠れず、薬を飲んだ後にお酒を飲んで寝ていました。夕飯のときにビールや焼酎をコップ5杯ほど飲み、寝る前に睡眠導入剤を飲む。それでも大抵は眠れないので、濃い目の焼酎をさらに3杯ほど一気に飲んで、気絶するように寝るという生活でした。

妻は退職、夫は休職して家で引きこもっていたころの私たち二人の生活は、今思い返すと本当は健康にはなりたくないんじゃないの？　というくらい酷いものでした。私も夕飯のときは大抵お酒を飲んでいたので、毎日夜は宴会状態でした。そんな生活では治るものも治るはずがない。

「うつ病とか体の痛みはアルコールとは直接関係ないから飲んでも大丈夫でしょ？」と思いますか。いえいえ、大いに関係あります。アルコールがダメな理由も後で説明しましょう。

くり返しますが、不眠症や睡眠の質が悪いいちばんの原因は第一頸椎のズレにあります。ストレスとか寝る環境が関係していることもありますが、それらを解決しても寝れない場合は第一頸椎のズレが原因です。

当院ではその第一頸椎のズレをとる施術を行なっていますが、枕の高さをミリ単位でピッタリ合わせて寝ると、寝ている間は第一頸椎のズレの影響を受けないので、ぐっすり眠ることができます。

質の高い睡眠で自然治癒力アップ

ぐっすり眠れるほど、寝ている間に自然治癒力が働きやすくなります。朝はすっきり目覚めることができ、疲れもとれます。

ぐっすり眠ることができれば、たいていの病は治ってしまいます。睡眠には、どんな薬にもまさる働きがあるのです。

ところが、このことは意外に理解されていません。だから、平気で夜更かししてみたり、1日5時間しか寝なかったりと、睡眠をおろそかにしてしまいます。

現在の私は、毎日夜の10時には布団に入って眠ってしまいます。起きるのは朝の5時半ぐらい。ですから、あまり夜に出歩くことはないのですが、たまに食事に誘われたりすることもあります。

そんなときは、たいてい夜7時ごろから食事が始まり、2時間後の夜9時ぐらいになると、みなさん、お酒が回ってきて一番の盛り上がりをみせる。でも私は、そのころになると目がしょぼしょぼしてきて、頭もボ～ッとしてきます。

それで、「眠くなったので帰ります！」と言って、唖然とする友人たちに別れを告げ、さっさと一人で帰ってしまいます。「キャ～、お子ちゃまぁ」と毎回言われますが、お子ちゃまぁでも何でもいいのです。私の体は私のもの、友人がなんと言おうと健康のためには睡眠がいちばん重要なのですから。

私のOL時代、同じ職場にいた40代の男性からこんな話を聞きました。

「頸椎椎間板ヘルニアと腰椎椎間板ヘルニアを患って入院した。首も腰も手術をするよう医師にすすめられていたが、首のほうは手術をする勇気がなく、腰だけを手術した。1カ月ほど入院生活を送っていると、手術をした腰だけでなく、首の痛みもなくなっていた」

それを聞いた私は、

「え？　どういうこと？」「頸椎ヘルニアと腰椎ヘルニアを同時に発症することなんて

あるの？　可哀そう～」

と思ってしまいました。でも、注目すべきだったのはそこではなかったのです。首のヘルニアは手術しなかったのに、病院で寝ているだけで首の痛みが改善していたという事実。

じつは、首のヘルニアで医師から手術をすすめられるほど重症な人でも、1カ月何もせず、一日中寝ていると、ある程度は改善してしまうのです。なぜならば、体は寝ているときだけ修復され、起きているときには痛めつけられているから。だから、一日中寝ていれば体の修復だけがされるので、痛みや病が改善していくのです。もちろん、ピッタリ枕で第一頸椎のズレの影響を受けないようにしてぐっすり眠ることができれば、もっと自然治癒力が高くなるので修復のスピードがあがります。

この男性は、入院して1カ月間、仕事を離れ、余計なことは何もせず、一日中横になっていたことで、体を痛めつける行動がなくなり、一日中体を修復する時間にあてられたのです。この状態を1カ月続けたから、自然治癒力が高まり、特別な治療は何もしていないのに頸椎ヘルニアは改善したのだと思います。もしかしたら、腰椎ヘルニアも手術をしないでも寝ているだけで改善していたかもしれません。

体が痛くなる、病気でつらくなるのは、これ以上体を動かすなという合図。体を休めて、ぐっすり眠りなさいと体が合図を送っているのです。

風邪を引いたときのことを考えてみてください。風邪を引くと熱が出て体がだるくなり、体を動かすのもつらくなります。病院で診察を受け、処方される薬を飲むでしょうが、もっとも大切なのは家で寝ていること。無理をして仕事をしたり、遊んだりしていてはなかなか治っていきません。

横になって眠ると、自然治癒力が発揮されるので朝起きたときに「熱が下がって風邪が治った!」となることが多いのです。薬を飲んでも、そのまま働いたり、遊んだりしていると、なかなか「熱が下がって治った!」とはならないですよね。

病気でなくても、1日動けば疲れが溜まります。その1日の疲れをとりのぞき、体を修復してくれるのがぐっすり眠ることなのです。そのためにも、ピッタリ枕を試してみてください。

健康のための運動は必要ない？

運動より寝るほうが健康に役立ちます。体が痛んでいるのに、筋力をつけなければと運動を続けていると、体は悲鳴を上げてしまいます。ピッタリ枕でぐっすり眠ることこそ回復への近道です。

当院のお客様といつも押し問答になる永遠のテーマがあります。それは、「健康のためには運動をしたほうがいいのか、しないほうがいいのか？」です。

お客様「先生、私はスポーツジムに週2回ほど通っているのですが、運動はいつもどおりで良いのでしょうか？」

私たち「運動はしないほうが治りは早いし、運動する必要はないですよ」

お客様「え？　運動したほうが健康には良いのでは？」

当院ではいつも、この押し問答がくり返されています。たしかに、「運動をしたほうが健康にいい」は常識になっています。病院の先生だって、整体の先生だって健康のためには運動しなさいと指導している。国だって、自治体だって健康のために運動施設をつくり、国民に運動をするよう促している。

テレビをつければ、運動することが健康につながるという番組が毎日のように放送されています。

でも、この運動をしたほうが体に良いという健康常識が間違っているとしたらどうしますか?

運動をしないほうがいいとお話しすると、必ず返ってくる反論があります。「運動をしないでいたら筋肉が減っていってしまう」。しかし、健康で長生きをするには、普段の生活のなかで体を動かすだけで十分筋肉は維持されます。

たとえば、年をとっても自分一人で箸を持ってご飯を食べたいと思うなら、毎日箸を持ってご飯を食べていれば、そのための筋肉は十分維持されます。年をとっても自分の足で歩いて買い物に行きたいと思うなら、毎日歩いて買い物に行けば、必要な筋肉は自然と維持されます。

毎日スポーツジムへ行き、10キロの重りを持ち上げたり、10キロの距離を走ってみたりする必要はないのです。もちろん、重量挙げやマラソンにチャレンジしたいのであれば、運動して筋肉を鍛えないといけないでしょうが、健康のための筋肉づくりならば、日常生活の中で体を動かすだけで十分なのです。

激しい運動は、かえって筋肉や関節を痛めます。運動して腰を痛めたとか、運動して膝を痛めたといった経験がある人は多いでしょう。激しい運動は体を痛めつけるものなのです。

それにもかかわらず病院の先生も整体の先生も、たとえば腰椎ヘルニアの患者さんに、腰が痛かったら「腰の筋肉を鍛えれば筋肉が骨を支えてくれて、腰の痛みがとれますよ」と指導しています。

腰椎ヘルニアは腰椎の骨と骨の間が狭くなって、その間にある軟骨（椎間板）が飛び出し、近くにある神経を圧迫することで痛みが出る疾患です。こんな状態で腰の周りの筋肉を鍛えても、飛び出した軟骨はへこみませんし、飛び出したまま。腰の痛みが消えることなんてありえません。

腰椎ヘルニアをほんとうに改善したかったら、飛び出した軟骨をへこませないと根本的な解決にはなりません。ところが、その術を知らないから、運動して腰の筋肉をつけなさいと適当なことを言っているようにしか聞こえません。

とくに腰の場合、多少痛くても運動をしてしまいます。もし腰ではなく、足首の痛みならどうでしょう？　運動をして足首を治そうとするでしょうか。さすがに足首の捻挫だと運動できません。なるべく足首を固定して動かないようにします。運動して筋肉をつけるのがいいからと無理して足首を動かせば、さらに患部を痛めるだけです。

腰だって同じなのです。なるべく動かさないようにして安静にしているのが回復の近道。しっかり睡眠をとれば、もっと回復が早くなる。ピッタリ枕でぐっすりと眠ることができれば、さらに回復が早くなります。

運動は生活の中で体を動かす程度にし、あとはピッタリ枕でぐっすり眠る

痛み、痺れ、麻痺は脳が発する警告の信号です。それでも体を動かしたほうがいい、運動したほうがいいという思い込みで動いていると、夜は眠れず、体の調子は悪くなるばかり。運動は生活の中で体を動かす程度でいいのです。あとは、ピッタリ枕でぐっすり眠ることこそ健康への近道です。

腰の調子が悪いとき、脳はそれ以上腰を動かさないように警告の信号を発信します。その第一の信号が「痛み」。

それでも、体を動かしていれば痛みがなくなると思い込んでいると、脳はさらに腰を動かしにくくするために第二の警告の信号を発信します。それが「痺れ」。

それでも、無理をして体を動かしていると、脳は第三の警告の信号を発信します。それが「麻痺」。足や腰を麻痺させて、自分の意志では腰を動かせないようにします。

さすがにここまでくると、動くことができないので、どんなに運動をしたくても、どんなにスポーツジムが好きでも止めるしかなくなります。しかし、ここまで来ると回復はかなり厳しくなります。

第一の警告の信号が発信されたとき、運動を止めていればここまでひどくはならなかったのに、と思ってしまうお客様が来院されることが度々ある。「運動したほうがいい」と脳が教育されてしまっているからです。

脳には「教育された脳」と「本能」の二種類があります。「教育された脳」は、それまでに得た常識に従って行動するように指示します。しかし、とくに健康に関しては、その常識が間違っていることが多いのです。

そんな常識に従うより、「本能」に従うほうが健康にいいことが多い。たとえば、腰に痛みが出た時点で、「本能」は無理して体を動かすのはよくないと直感しています。「教育された脳」は、スポーツジムに通えば腰の痛みが消えると判断しますが、スポーツジムに通っていてどこも痛くないという人に、今までお目にかかったことはありません。

そんな方が当院へ来て体の痛みがとれると、それが口コミとなってスポーツジムの仲間が次から次へとやって来てくださることがときどきあります。それだけスポーツジムに通われている方はあっちもこっちも痛い。痛みが改善しないから、いつまでもスポーツジムに通っていると言います。

健康のために必要な運動は、スポーツジムに通って行なうような運動ではなく、日常生活のなかで体を動かすくらいの運動です。駅のホームならば、エレベーターやエスカレーターに乗るのではなく、できるだけ階段を使うようにする。自転車や車に乗るよりも、できるだけ歩くようにする。たまに、家の中の掃除をしたり、庭の手入れをするようにする。その程度の運動で十分なのです。

私たちの体には、原始時代から、昼間はよく体を動かして働き、夜はきちんと眠り、朝日とともに起きる習慣が刻まれてきました。私たち日本人の半世紀前の生活を振り返っても、手で洗濯をしたり、燃料のマキを割ったり、床を雑巾がけしたりしていました。そのために体を動かすだけでもけっこう筋肉を使っていました。

仕事でも体を使う作業が多かったでしょう。それが変わったのはここ半世紀くらいのことです。車や電車の普及で歩くことが少なくなり、洗濯機や掃除機などを使えば、労なく家事ができてしまう。〝便利な生活〟が体を使う機会を奪ってきたと考えることもできる。

そのように、昔と比べて体を動かす機会が少なくなった現代では、日常生活の中で意識して体を動かすように工夫する必要はあります。だから運動をしたほうがいいと思われるかもしれませんが、あくまで生活のなかで体を動かすのが基本です。それを補うのに運動するとしたら、1日20分程度散歩するとか、ラジオ体操程度の簡単な運動で十分。それ以上のハードな運動はしないこと。運動のために体を動かすのではなく、生活するために体を動かすことです。

運動は生活の中で体を動かす程度にし、ピッタリ枕でぐっすり眠る。このサイクルこそ健康にもっとも効果的なのです。

第一頸椎のミリ単位のズレで、自律神経のバランスが崩れる

体の中には無数の神経が張り巡らされています。脳の命令はその中を流れる電気信号によって全身に伝えられます。その流れの入口が第一頸椎ですが、そこにズレがあると流れが妨害されます。不眠は、とくに自律神経の流れが妨害されることで起こります。

首のズレ、とりわけ第一頸椎のズレが首や肩のコリ、体の痛み、不眠、さらには体のさまざまな障害の原因になります。その理由は、神経の流れに重大な影響を与えるから。

私たちの体の中には無数の神経が網の目のように張り巡らされている。神経の流れとは電気の流れのようなもので、ホースの中を水が流れていくように神経の管の中を電気が流れている。

この電気の流れによって、脳の命令を全身のあちこちに伝えて体を動かしたり、体

のどこかで感じた熱いとか痛いという感覚を脳へ伝えたりしています。

神経には、大きく分けて3つの種類がある。それは、知覚神経と運動神経と自律神経の3つです。

・**知覚神経**：知覚神経とは皮膚や内臓、血管などの体各部から熱いとか、痛いとか、臭いや味覚などを脳に伝える神経。

・**運動神経**：運動神経とは手を動かすとか、足を動かすといったふうに自分の意志で筋肉を動かす神経。

・**自律神経**：自律神経とは自分の意志では動かすことができない体の部位を動かす神経。たとえば心臓や胃などの内臓や、血管、汗腺などを支配している神経。自律神経は交感神経と副交感神経とに分かれる。

交感神経が優位に働くのは活動しているとき、緊張しているとき、ストレスを感じているときなど。一方、副交感神経が働くのはリラックスしているとき、体が休んでいるときなど。寝ているときはもっとも副交感神経が働くが、交感神経が働いたままで副交感神経の働きが弱いと、いい睡眠がとれない。

これらは神経の働きの違いから分類したものですが、さらに神経は存在する場所によって2種類に分類することもできます。それが、中枢神経と末梢神経です。

・**中枢神経**：中枢神経は脳と脊髄（頸椎、胸椎、腰椎）にある神経。解剖学上は脳も神経に分類される。

・**末梢神経**：末梢神経とは、中枢神経から枝分かれして出ている神経。

こうした神経が全身に張り巡らされて体の機能を制御しています。病気の多くが、その神経の流れが悪くなることに起因している。とくに第一頸椎のズレで脳から全身へ通じる神経の流れが悪くなることがもっとも大きな障害の原因になる。このことをもっとわかりやすくお話ししましょう。

日中、活動しているときは、交感神経を流れる電気信号の量が多くなり、自律神経は交感神経優位の状態になっている。こうなると、体の内臓や器官の動きが活発になります。

たとえば、呼吸器の活動が活発になることで、酸素をどんどん体内に取り込みます。その酸素や栄養を細胞に運ぶ血管の活動も活発になり、血流が多くなる。細胞では、それらを使ってエネルギーがどんどんつくられるので、体は活発に動くことができます。

逆に寝るときは、副交感神経を流れる電気信号の量が多くなり、自律神経は副交感神経優位の状態になる。こうなると、体内の内臓や器官の動きは最小限に抑制されます。

呼吸の量は少なくなり、血流も少なくなって、エネルギー生産が必要最小限になる。それで、体は休息をとることができます。

ところが第一頸椎にズレがあると、自律神経の交感神経と副交感神経のバランスが悪くなり、自律神経失調症の状態になる。明確な基準があるわけではないが、ほとんどの病気には自律神経失調症が関係している。その代表的な症状が不眠症です。

本来、寝るときは副交感神経の流れがよくなり、自律神経は副交感神経優位になります。それで、ぐっすり眠ることができるのです。

ところが、何らかの原因で交感神経の流れが多いと、自律神経が交感神経優位の状態になるため、内臓や各器官が休むことなく動き、脳も活動し続けているため眠ることができない。それが毎晩続くと、不眠症となるのです。

第一頸椎のズレがミリ単位のわずかでも、その中にある自律神経は圧迫され、交感神経と副交感神経のバランスが崩れます。その影響は驚くほどです。

もし副交感神経の流れが悪くなり、その状態が夜寝る時間になっても続くと、眠ろう、眠ろうと思っても睡眠に入ることができなくなります。ですから、不眠を改善するには、第一頸椎のズレをとることがいちばん。ピッタリ枕が不眠解消につながるのも、このズレの影響がない状態で寝ることで副交感神経優位にすることができるからです。

体は左右だけでなく前後にも歪む

体の歪みには左右の歪みと前後の歪みがあります。よく指摘されるのは左右の歪みですが、前後の歪みもあるのです。歪みの影響の大きさは、頭の位置の傾き方を見ればわかります。

カイロプラクティックでは施術の前に、体の歪みがどれくらいあるかを測定しますが、当院では立った状態で測定します。このとき、いちばん重要なポイントは頭の位置がどのように傾いているかを見ること。

私たち二人は職業柄、道を歩いている人とか、テレビに出ている人を見ると「体がどっちに歪んでいるかな～」と見てしまいますが、今までに体が歪んでいない人を見たことはありません。程度の違いはあれ、体の歪みは誰にもあることなのです。

これまでの本書の内容からすると、誰もが病気の原因を抱えていることになりますが、体が歪んでいても、病や症状がない人もいます。病や症状は体の弱い部分に出てくる。ですから人によって体にそれほど弱い部分がなければ、病や症状は表には出てこない。だから、体が歪んでいても平気な人がたくさんいるのです。

体の歪みについて、もう少しお話しします。体の歪みには左右の歪みと前後の歪みがあります。それに応じて、頭の位置も左右や前後に傾く。体の歪みがなければ、頭の位置は立ったときに体の真ん中に来ますが、左右どちらかに歪みがあると、それに応じて左右に頭の位置も傾きます。

証明写真を撮りに写真屋さんへ行ったとき、頭の位置を直されたことはありませんか。自分では頭の位置が真ん中に来ているつもりでも、他から見ると頭の位置が右や左に傾いていることがある。体が右や左に歪んでいるから、そうなってしまうのです。

体の歪みでわかりやすいのは、左右の歪みだと思います。肩が右に上がっているとか、左に上がっているとか。骨盤の右のほうが高いとか、左のほうが高いとか。

体の歪みのもう一つは前後の歪み。左右の歪みよりもわかりづらいと思います。カイロプラクティック院や整体院では、左右の歪みは教えてくれても、前後の歪みを教えてくれる所は少ないと思います。

体の前後の歪みは、立って正面を向いたとき、顔が上がっているか、下がっているかでわかります。もっとわかりやすいのは、アゴが上がっているか、下がっているか。

たとえば、有名人ですと、故ダイアナ妃は体が前に歪んでいました。彼女がインタビューなどで話している姿を思い出していただくと、いつも伏し目がちで、うつむいた状態で話していました。

顔はやや下側を向き、アゴが下がっている。顔が下を向いているので、話すときは目を上に向けてしゃべります。このような場合は体が前に歪んでいます。こういう方は顔が下を向いているので、見た目には内向的で謙虚そうに見える。しかし、それは性格がそうだからというより、体が前に歪んでいるからです。

逆に、とんねるずの石橋貴明さんは体が後ろに歪んでいます。顔が常に上を向いていて、アゴが上がっている。顔が上を向いているので、話すときは目を下に向け、上から見下ろすような形で話します。

このように体が後ろに歪んでいる方はアゴが上がっているので、見た目には外交的で威張っているようにも見えます。もちろん、本人は威張ろうとしてアゴを上げているのではなく、体が後ろに歪んでいるために、自然とアゴが上がってしまうのです。

一般に日本人は、体が前に歪んでいることが多いようです。顔が下を向いていて、内向的で謙虚なイメージ。逆にアメリカ人は体が後ろに歪んでいることが多いようです。外交的で威張っているようなイメージ。

このように、体の歪みはアゴや顔の傾き、つまり頭の位置の変化として現われます。

毎日ピッタリ枕にするだけで体が驚くほど変化！

枕の高さをミリ単位でピッタリ合わせる方法さえ知っていれば、誰でも寝ている間は首のズレ、とくに第一頸椎のズレの影響を受けずに横たわっていることができます。それだけで、体の機能はぐ～んと向上し、首や肩のコリ、腰痛の改善はもちろん、驚くほどさまざまな体の変化が現われてきます。

体の歪みがない人はいないとお話ししましたが、それでも健康に過ごせているならそのままでも大丈夫でしょう。しかし、体に痛みがある、異常がある、眠れないという症状があるなら、第一頸椎のズレが原因である可能性はきわめて高いと思われます。体の歪みをとるに越したことはありませんが、何より神経の流れを妨害する第一頸椎のズレをとることが優先です。それによって、不眠が改善されますし、さまざまな症状も改善されていきます。

人生に妨害はつきものです。以前、私はダイヤの指輪を買おうとひそかに企んでいました。そのために夫に内緒で伊勢丹貯金も貯めていましたが、夫の妨害にあい貯金はむざむざと没収されてしまったのです。

人生にはもっともっと大変な妨害が立ちはだかるものです。しかし、〝第一頸椎の妨害〟だったらとることができますし、ピッタリ枕にすれば、寝ている間は誰でも第一頸椎のズレもとれ、体を改善することができます。

その方法を伝えるために、定期的に「枕セミナー」を開催していることは先にお話ししたとおりです。

バスタオルを使い、ミリ単位で枕の高さ調整をしてくださいと説明しますと、参加者からは

「1ミリ単位で枕の高さが首の状態に影響するなんて考えたこともなかった」という驚きの反応が返ってきます。

その後、自宅で毎日ピッタリ枕にして寝ていたら、驚くほどさまざまな変化が現われてきます。こんな感じです。

・呼吸が深くできるようになった
・首や肩のコリがとれた
・肩が軽くなり、腕を上げるのが楽になった
・手の指先に力が入るようになった
・腕をつまんでも痛くなかったのに、痛みを感じるようになった
・手首、足首、肩など体中の関節や筋肉が柔らかくなった
・腰痛だけでなく、体のあちこちの痛みが消えた

なかには、喘息を持っているが呼吸が楽になった、五十肩だったのに肩が上がるようになったという方もいて、本人は「うそ~」とか「何で~」と驚かれます。

こうした変化が起こるのは、寝ている間だけでも第一頸椎のズレがとれることで、自然治癒《ちゆ》力が100％働き、体を修復してくれるから。今日から、PARTⅠで紹介したピッタリ枕をつくって寝てみてください。きっと同じような体験をされることでしょう。

コラム

足元に板を入れて体の歪みを測定

体の歪みを測定するために当院では、足元に板を入れて測っています。立った状態で片足の下にミリ単位で高さ調整ができる板を入れます。体の歪みがあるほど、板は高くなりますが、その高さが体の歪みに相当します。板を入れた状態とない状態で、どれだけ体に変化が起こるのか実感していただきます。

左右の足のどちらに板を入れるかは、頭が体の中心より左にあるか、右にあるかで判断しています。

頭が中心より右にあるときは、右足の下に板を入れます。段階的に板を高くしていき、頭が体の中心にくるところまで高くします。板の高さは歪みの少ない人だと3ミリぐらい、大きい人だと5センチぐらい。

同じく、頭が中心より左にあるときは左足の下に板を入れていきます。

頭が左右に傾いているのは、首のズレ、さらには第一頸椎のズレがあるから。このズレがミリ単位で体全体に影響することはこれまでお話ししてきたとおりですが、それを把握するには板の高さ調整もミリ単位で行なうことが求められます。

板を入れて歪みを調整するだけで腕の上がり方や力の入り具合がまったく違うので皆さん驚かれます。板の高さ調整は、個人で行なうのはかなり難しいので、当院に来ていただくしかないのですが、ピッタリ枕の調整は誰でも簡単にできます。

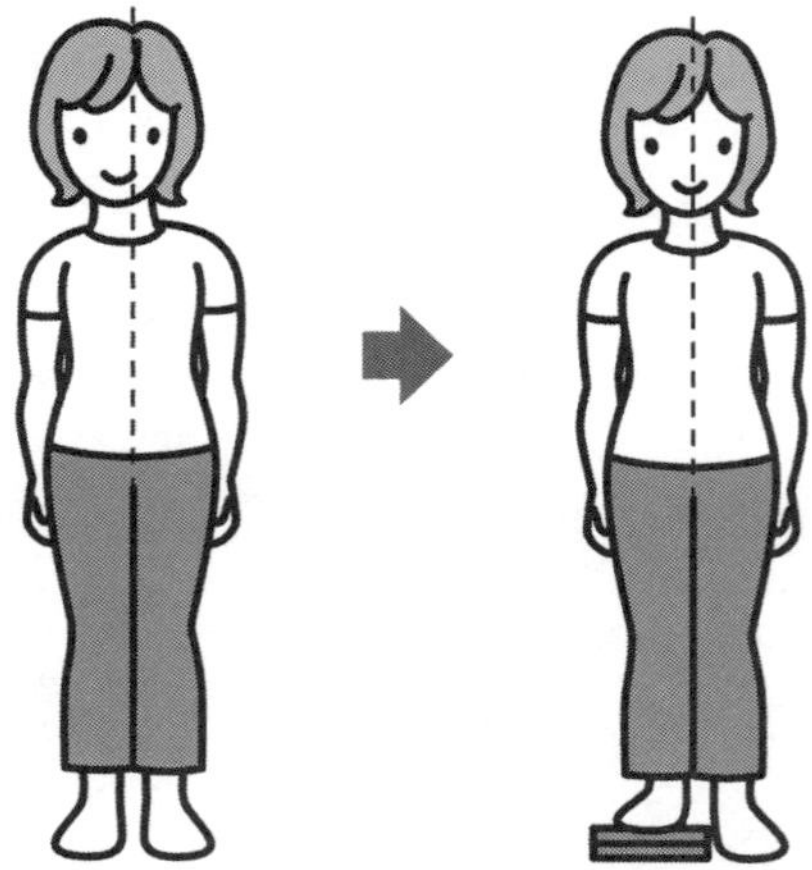

頭が中心より右にある　→　右足の下に板を入れ、頭が体の中心に来るようにする

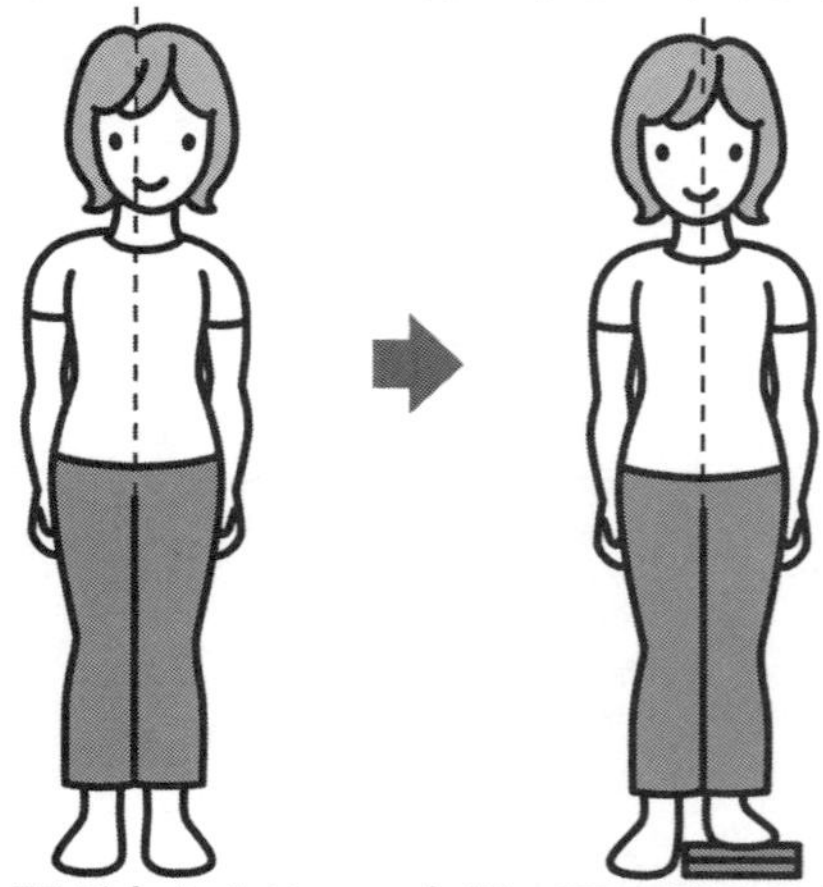

頭が中心より左にある　→　左足の下に板を入れ、頭が体の中心に来るようにする

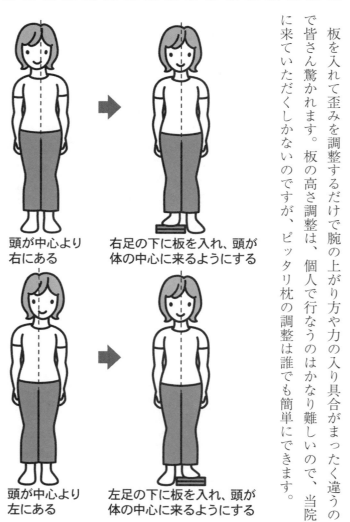

PART III

ピッタリ枕で寝てみよう!

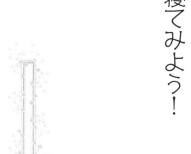

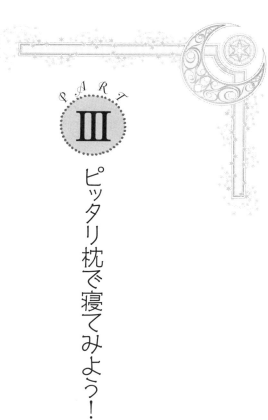

猫背やストレートネックは矯正では改善しない

ストレートネックや猫背はそう簡単に改善できるものではありません。体の湾曲は生活の中で自然につくもの。大切なのは、ピッタリ枕で寝ることです。

猫背の人ほど壁の前に立ったとき、頭と壁の隙間の距離は大きくなりますが、枕の高さも同じように高くなります。

男性と女性で枕の高さを比べますと、猫背の曲がり具合が同じレベルでも、男性のほうが背中の筋肉が厚い分、枕は高くなります。また、年齢が高くなるにつれて猫背がひどくなっていくため、年齢の高い方のほうが若い方と比べて枕は高くなります。

ただし、猫背の高齢者で腰も曲がっている場合は、普通の猫背ほどは枕は高くなりません。腰が曲がっている分を引いたぐらいの高さになります。

これまで枕指導をしてきたなかで、いちばん枕が低かったのは1センチぐらい。い

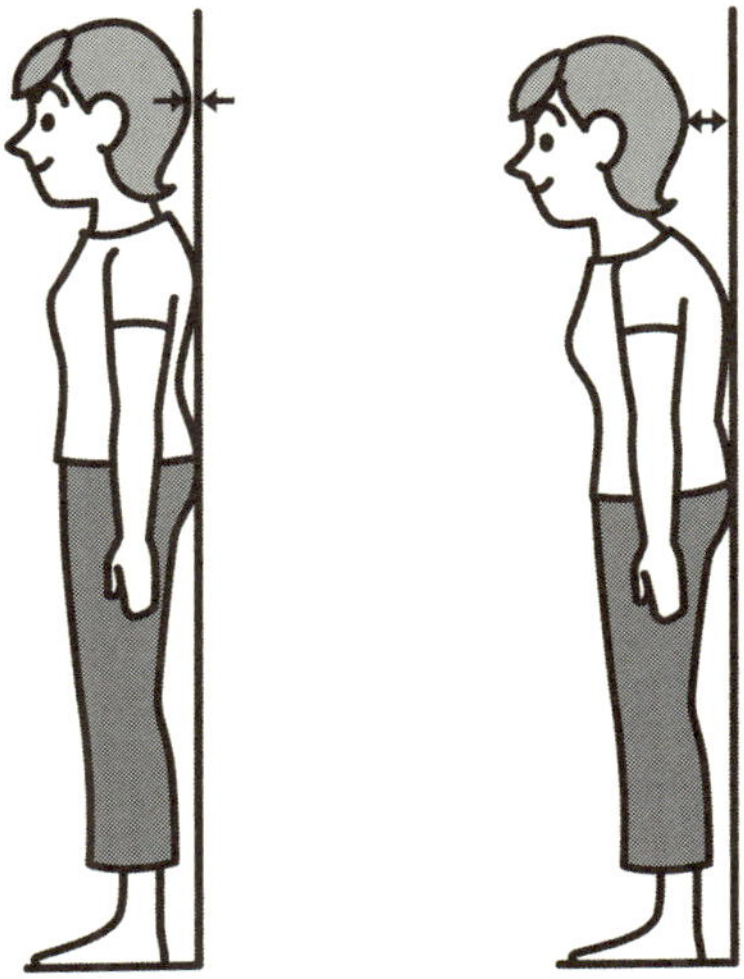

猫背の人ほど頭と
壁の距離が大きく
なる
その分、枕も高く
なる

ちばん高かったのは30センチぐらい。枕の高さが30センチもあると、本当にこんなに高くて気持ちよく眠れるのかなと思ってしまいます。ところが当の本人は、その高さで気持ちがいいし、ぐっすり眠れるので、枕の高さは合っているのです。

これは女性に多いのですが、普段、枕を使っていないという方がけっこういらっしゃいます。枕を使うと首が痛かったり、こったりするので枕を使わないほうが楽だという。

それは、たまたま買った既製品の枕が高すぎて合わなかったのだと思います。それで「枕がないほうが楽」ということになってしまったのでしょう。

じつは、枕をしないのがいちばんダメ。多少高さが合っていないとしても、首を枕で少しでも支えてあげたほうが絶対に良いのです。

それから、整体院などでは、ストレートネックなどで首が痛いというお客様に、首の下に丸めたタオルを入れて寝るようにすすめることがあります。ストレートネックとは、首の骨が真っ直ぐに並んでいる首のことです。

首は本来、前に反って曲がっていて、湾曲がついていないといけないのですが、何らかの原因でこの湾曲がなくなっているのです。そこで、首の下に丸めたタオルを入れることで、首に湾曲がつくように矯正するのがねらいのようです。しかし、これはもう最悪の方法。第一頸椎のズレをさらに大きくするだけです。

たとえば、歯の矯正を思い出してください。金具を使って歯をきれいな並びに動かしますが、歯やアゴにはかなり痛みが走ります。それと同じことを、アゴよりはるかに敏感な首にやることは絶対に避けるべきです。もちろん、快適な睡眠なんてありえないでしょう。

そもそも、ストレートネックや猫背は矯正してもそう簡単に改善できるものではありません。首の湾曲は矯正してつくるものではなくて、自然につくられるものです。それを枕で矯正しようとしたり、首をバキバキして矯正しようとしたりすると、さらに首を痛めることになります。

ストレートネックや猫背の場合は、首の状態に合わせたピッタリ枕にして寝るのがいちばん。そうして寝ていると、ストレートネックも猫背も少しずつ改善していきます。

ピッタリ枕で寝ると寝返りはうたない

「寝返りは、たくさんしたほうが良質の睡眠につながる」は間違い。高さの合わない枕で寝ると、首のズレの影響で自律神経の流れが悪くなり苦しくなります。それで、楽な姿勢を探して無意識に寝返りをうっているのです。

ピッタリ枕で寝ると寝返りをしなくなります。

寝るときの姿勢は人それぞれです。仰向けで寝る、横向きで寝る、うつ伏せで寝る。

そして、ほとんどの人が寝返りをうちます。寝ている間に上を向いたり、横を向いたり、うつ伏せになったりと、グルグル回りながら一晩のうちに10〜20回程度寝返りをうっているともいわれます。

そもそも、この寝返りにはどのような意味があるのでしょうか。

一般的に医学的には、寝返りはしたほうがいいと言われています。同じ姿勢で寝ていると、特定の部分だけが圧迫され、血液の循環が滞る。寝返りをうつことで、血液の循環がよくなり、気持ちよく寝られるというのが常識になっています。

ですから、医者も寝具メーカーも枕の専門家といわれる方たちも、こぞって寝返りをうつことを推奨しています。寝返りのしやすいベッドとか、寝返りのしやすい枕なども販売されている。

しかし、この常識は間違っています。寝返りする、しないよりも、首の状態がどうなっているかがもっと重要だから。枕が1ミリの狂いもなくピッタリ合うと、首のズレがとれて自律神経のバランスがよくなり、血液の流れがよくなります。寝返りの効果よりもはるかに血流をよくする効果があります。

一般に、血流をよくする方法としては、マッサージ、体を温めるといったことが思い浮かぶでしょうが、血流が悪くなるいちばんの原因は、血管の働きを支配している自律神経がうまく機能していないことなのです。

枕が合っていないと寝ていても苦しいので寝返りをして、体が楽な姿勢を探しているのです。ピッタリ枕で首のズレがとれれば、血管に自律神経が流れ、血流がよくなり、寝返りをする必要はなくなります。

寝返りはくり返すほど、睡眠は浅くなります。寝返りをするたびに意識が戻り、体を右、左にと動かしたりします。しばらくして意識がなくなりまた眠りにつきますが、また寝返りをして意識が戻る。この回数が多ければ多いほど、睡眠の浅い時間が多くなり、睡眠の質が落ちます。

「寝返りはたくさんしたほうが良質の睡眠につながる」のではありません。それよりも、枕の高さをミリ単位でピッタリ合わせて寝てください。ぐっすり気持ちよく眠れるので、寝返りをうつことがなくなります。

ベッドや敷布団の硬さも考慮して枕の高さ調整をする

枕の高さ調整には、ベッドや敷き布団の硬さも関係してきます。首のズレや体の歪みを考えると、硬めのものがおすすめです。

ここまでは触れませんでしたが、じつは枕の高さは、ベッドや敷布団の硬さによっても変わります。突然ですが、ここで質問です。

第一問、ベッドが柔らかくなると枕の高さは低くなるでしょうか？　それとも高くなるでしょうか？　さあ、考えてみてください！　では、答えをどうぞ！

「ベッドが柔らかくなると、枕は低くなる！」

ブッブー！　正解はベッドが柔らかくなると「枕の高さは高くなる」です！

ベッドが柔らかいと体も枕も沈むので、枕は低くなるような気がします。しかし、実際は逆です。ベッドが柔らかいと、寝ているときの姿勢はどうしても猫背の状態になるので、枕は高くなります。

たとえば、せんべい布団1枚だけの硬い寝床と、ホテルのフカフカのベッドを比べると、ベッドのほうが4つ折りのバスタオル2つ分ぐらい高くなることもあります。

このように、ベッドや布団の硬さによっても枕の高さが違ってくることも考慮して高さ調整をしてください。

ただし、寝心地より体のコリや痛みの修復を優先するなら、柔らかいベッドや布団より硬めのもののほうがおすすめです。

寝る方角によっても枕の高さは変わる

ピッタリ枕の高さは寝る方角も関係しています。おすすめは、北向きに寝てしっかり枕の高さ調整をすることです。

もう一つ、枕の高さ調整には寝る方角も関係してきます。北向きで寝たときと他の方角、東、西、南を頭にして寝たときは北向きより枕の高さがバスタオル1枚分ほど高くなります。

それは、寝る方角と寝る姿勢には関連性があるからです。北向きで寝たときがいちばん姿勢は良くなります。姿勢が良いと枕が低くなることは、先にお話ししたとおりです。

なぜ、このようなことが起こるかといいますと、それは地球の磁場の影響です。磁場は地球の北から南に向かって流れています。一方、脳から全身に向かって流れている神経の流れは電気の流れです。北向きに寝ると、神経の流れる方向と磁場の流れる方向が同じになり、神経はより流れやすくなります。

ところが、南向きに寝ると、神経は磁場の流れとは逆方向に流れることになり、西や東向きに寝ると、神経は磁場を横切るように流れることになります。そのために、神経は流れにくくなるのです。

神経の流れがいいと、姿勢がよくなり、流れが悪いと猫背になる。猫背の方は枕が高くなるので、北向き以外で寝ると枕は高くなります。

ですから、寝る方角としては、北に頭を向けるのがおすすめです。一説では、北に

『神経の流れと磁場の関係』

地球の磁場は北から南へ流れる

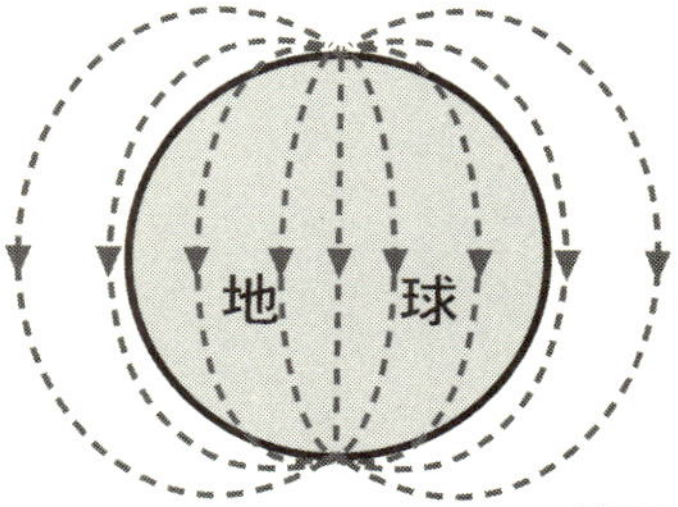

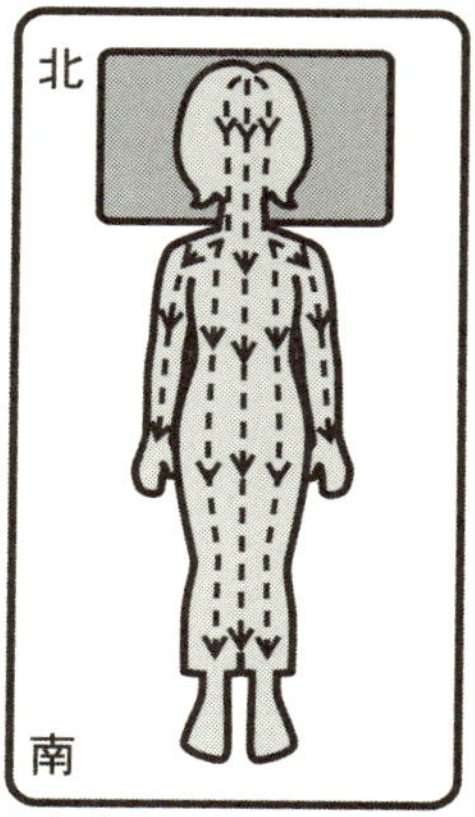

神経は脳から全身に向かって流れている
磁場の流れに合わせ、北向きに寝ることで
神経がよく流れるようになる

頭を向けて寝ると、他の方角に比べて19倍近くも神経の流れがよくなるといわれます。他の方角で寝ていたが、北向きで寝るようにしたら2週間ぐらいで体調が良くなったという方もおられます。

ただし、鉄筋のマンションの場合は、北向きに寝ても効果が少ないことがあります。鉄筋の建物の中は磁場がグルグルと回ってしまい、正しく北から南に磁場が流れていないからです。

一般に、北枕は縁起が悪いと思われていますが、それは、お釈迦さまが亡くなったときの遺体の方角と関係があるといわれます。北に向けて寝かせていたので、北枕はいけないということになったらしいのです。

その他に、北を向いて寝たら寿命が縮まる、西を向いて寝たら怪我をしたり病気になったりするといった話もある。それらにはまったく根拠はないと思います。

当院で施術後に寝ていただくときのベッドは、北向きです。ベッド数を多くするために、開業当初は南向きにしていたこともあるのですが、いくら枕の高さ調整をしっかりやっても、2時間ぐらいしないと体が温まってこないのです。それで、北向きに変えたところ、1時間ぐらいで体が温まるようになりました。それくらい、寝る向きの影響は大きいのです。


健康のためには北向きで寝て、枕の高さ調整をしっかりするのがおすすめ。ぜひお試しください。

オーダーメイド枕でも高さが固定されたものはダメ

たとえオーダーメイドの枕でも、高さが固定されたものはダメです。毎日、首の状態に合わせて高さ調整をする必要があるからです。

寝具屋さんで試し寝をしてみて、万が一ピッタリ枕に出会ったとしても、翌日にはその日の首の状態にピッタリ合う枕の高さは変わってしまいます。ですから、たとえ高価なオーダーメイドでも、体に負担がかかることになってしまいます。

しかも、お店で体を測定し、その人にピッタリの枕をつくることができても、お店にあるベッドと自分のベッドは硬さが違いますから、せっかくのオーダーメイドの枕でも合わなくなってしまう。実際に使っていてしっくりこなくなるのは、そのためです。

それなら、枕とベッドを一緒に設定してもらえばいい具合になるかもしれませんが、枕の高さは毎日変化しますから、高さが合わなくなってしまいます。ですから、ピッタリ枕はお店で購入するのではなく、自分でつくるしかないのです。

とはいっても、自分でゼロから枕の高さ調整をすることは簡単ではありません。私たちも枕の高さ調整をはじめたころは、かなり苦労しました。最初はほんとうに枕の高さが自分に合っているのかわかりませんでした。それでもくじけず毎日枕の高さ調整をしていると、だんだんピッタリの高さがわかるようになってきたのです。はじめからコツがつかめる人もいますが、なかなかピンとこないという人もいます。それでも本書にある方法で高さ調整を続けていると、誰でも必ず合わせられるようになります。それは、枕セミナーの参加者を見ていてまちがいありません。

今晩からでもぜひ実践してみてください。必ず睡眠が変わってきますし、体に変化が現われてきます。

PART IV

もっと第一頸椎のことを知ろう

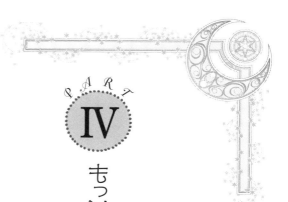

第一頸椎がズレると他の部位でもズレが起こりやすくなる

脊椎のあちこちで起こるズレは第一頸椎のズレからはじまっています。たとえば腰椎のズレによる坐骨神経痛は第一頸椎のズレをそのままにしていては、ほんとうには改善しないのです。

「第一頸椎のズレこそ万病の元」という前提でお話ししてきましたが、脊椎のなかで骨がズレる現象は、第一頸椎だけで起こるわけではありません。胸椎、腰椎、仙椎、尾椎のどこでも起こる可能性があります。7個ある頸椎の骨を考えても、第一頸椎だけでなく、第二頸椎、第三頸椎……がズレることもあるでしょう。

たとえば、坐骨神経痛の場合、その原因はまちがいなく腰が原因です。坐骨神経痛は腰から脚の裏を走っている坐骨神経が痛み、しびれる病のこと。坐骨神経痛になるとたいがい、腰椎椎間板ヘルニアとか腰椎脊椎間狭窄症といった症状も併発しています。

腰椎から出ている坐骨神経が、腰椎のズレで圧迫されて痛みやしびれを伴います。ですから、坐骨神経痛の原因は腰椎のズレが原因であると思われやすいのです。しかし、その坐骨神経痛の原因を深く調べていくと、腰椎のズレではなく第一頸椎のズレが大元の原因になっていることがわかります。

その証拠に、仰向けでは腰が痛くて寝られないという椎間板ヘルニアの方が、枕の高さをミリ単位でピッタリ合わせて第一頸椎のズレのない状態にして寝ると、仰向けで寝ても腰が痛くならないのです。

第一頸椎のズレによって腰椎がズレてしまう。その腰椎のズレによって坐骨神経が圧迫され痛みやしびれを出すのです。

ではなぜ第一頸椎のズレによって腰椎までズレてしまうのでしょうか？　腰椎の回りにはたくさんの筋肉が付着しています。筋肉は左右対称に同じ種類の筋肉が付着していて、左右均等に腰椎を引っ張ることで腰椎の正常な位置を保っています。

この筋肉を支配しているのは運動神経です。ところが、この神経の流れが悪くなると、筋肉が緩んで力が入らなくなったり、逆に筋肉がこわばって硬くなったりします。

つまり、腰の筋肉へつながる神経の流れが悪くなると、腰椎に付着している片方の筋肉だけ硬くなったり緩んだりするため、片方に腰椎が引っ張られて腰椎がズレてしまうのです。

運動神経の流れが悪くなるいちばんの原因は、もちろん神経の流れの大元である第一頸椎のズレにあります。

ズレやすい第一頸椎は人間の唯一の欠陥?

第一頸椎は首を自由に動かせる構造になっている反面、他の脊椎とは異なる構造になっています。その代償として、脊椎のなかでいちばんズレやすいという欠陥をもつことになってしまったのです。

脊椎のどこでもズレは起こりうるのですが、第一頸椎は他の脊椎に比べてとくに簡単にズレてしまいやすいのです。それは、第二頸椎から下の頸椎、さらに下にある脊椎には必ず、椎間板と呼ばれる軟骨があるのに対し、第一頸椎にだけ椎間板がないから。

椎間板は骨と骨との間にはさまっていて、クッションの役割をしたり、接着剤の役割を担ったりしています。この椎間板があることで、第二頸椎から下の脊椎は滅多なことではズレないようになっている。ところが、第一頸椎にはその上にも下にも椎間板が付いていないため、簡単にズレてしまうわけです。

逆に、椎間板がないことで便利なこともあります。それは、首の可動域が大きくなるということ。頭だけ後ろに向けるのは、首の第一頸椎に椎間板がないおかげなのです。その代償として、第一頸椎はズレやすいという欠陥も持ってしまったのだと思います。

もし第一頸椎がズレにくければ、病気知らずの健康な人がもっと増えたことでしょう。それなのになぜ、神様は人間の首の頸椎にこのような構造を与えたのでしょうか。それゆえに第一頸椎がズレて病気になりやすいのは、そうした試練を乗り越えることで私たちを成長させようとするしかけなのかもしれません。

とは言っても、第一頸椎のズレがなければ絶対に病気にならないという話ではないので誤解しないでください。もし病気にならないなら、不死の体を手に入れるということになってしまいます。今は第一頸椎がズレていない私たち二人も、いつまでも死ねなかったら、それはそれで困ってしまいます。

たとえ、第一頸椎のズレがなくても、私たちの体は老化していきます。どんなに硬い鉄でも、時間が経てば錆びつき、いつかは砕けて土に返っていくように、細胞もいつかは錆びついて土に返っていきます。

第一頸椎のズレがとれると体が楽になり、ストレスの許容範囲も広がる

病になる原因はいろいろあります。その一つがストレスです。第一頸椎のズレをとることで、ストレスの許容範囲が広がり体が改善していくこともあります。

第一頸椎のズレがなくても、病になる原因はいくつもあります。その一つがストレ

スです。

第一頸椎のズレがなくなり神経が100%流れていたとしても、ストレスがあると病はほんとうには治っていきません。逆に、ストレスが強すぎると第一頸椎のズレをつくってしまうことすらあります。

たとえば、職場のストレスが原因でうつ病になってしまった場合、いくら第一頸椎のズレをとっても、それだけではうつ病は改善されません。原因であるストレスもどうにかしないと、ほんとうには治りません。

職場へ行くとストレスで耳鳴りがするという女性が当院に来られたことがあります。職場の人間関係が原因で耳鳴りがしていたようです。これは、第一頸椎のズレをとるだけでは治らないな～と思っていました。

当院へ来ても、会社の人間の悪口を言ったり、恨んでいたりして私も困っていました。ところが、第一頸椎のズレをとると、徐々に悪口が少なくなってきたのです。だんだん考え方が変わったというか、性格も丸くなってきたような印象でした。そして、ある日耳鳴りが改善したというのです。同時に会社の悪口も言わなくなりました。

きっと自分の考え方が変わり、会社の人間関係にストレスを感じなくなったのでしょうが、第一頸椎のズレをとることで体が楽になり、ストレスへの許容範囲が広がったのもよかったのだと思います。

昔の私は、けっこうキツイ性格の女性でした。夫からは、私が歩いているときは、すれ違う人たちに針をブスブス刺しているようだとよく言われました。街を歩いてすれ違う人を見ては、文句を言いながら歩いていたようです。

よくいますよね、人の文句ばっかり言っている女性、私も同じでした。それが、第一頸椎のズレがなくなった今は、ほとんど頭に来ることもなく、ノホホーンと生きています。性格が丸くなったというか、何かが抜けているというか。それぐらい性格が180度変わってしまったのです。

お客様からも、あなたはとってもやさしくて穏やかねと言われることが多いのですが、昔の私を知ったら驚くことまちがいなし。

ストレスが病の原因になることについてお話ししましたが、もう一つ口に入れるものも私たちの健康と深く関係しています。たとえば、アルコール、カフェイン、タバコなどが原因で病になってしまうことがあります。このことについては、後ほど詳しくお話しします。

第一頸椎のズレをとると全身がよみがえるしくみ

第一頸椎のズレをとると全身がよみがえるしくみを知っておくと、枕の高さ調整へのモチベーションを維持しやすくなります。

(i)肩コリ、腰痛など痛みが改善するしくみ

第一頸椎がズレると、運動神経の流れが悪くなり、腰椎の左右の筋肉の硬さが変わる。その硬くなった筋肉が神経を圧迫するために腰痛が発生する。また、硬くなった筋肉が腰椎を一方に引っ張るため、腰椎または椎間板がズレて神経を圧迫する。その状態が続くことで腰痛につながります。

腰椎がズレると、そこに付着している筋肉が不自然に引っ張られて、筋肉は硬くなり、さらに腰椎を引っ張ります。そうすると、さらに筋肉が硬くなって腰椎を引っ張るという悪循環になっていきます。

この現象は腰だけで起こるわけでなく、首や肩でも起こります。それが首や肩のコリです。

ですから、いくら筋肉をマッサージして柔らかくして痛みをとっても、骨を正しい位置に戻さないかぎり、翌日には筋肉が硬くなり、痛みも元に戻ってしまいます。

筋肉が硬くなるのは、骨がもっとズレないようにするため。それなのに、無理やりマッサージをして筋肉を緩めてしまうと、骨はますますズレてしまいます。すると、筋肉は骨がズレないようにと、もっと硬くなる。だから、「マッサージの後のもみ返しがひどい」とか「マッサージの直後は気持ちいいんだけど、長続きしない」ということになってしまうのです。

肩コリ、腰痛を根本から改善したかったら、筋肉をマッサージするよりも、骨の位置を正しい位置に戻してあげる必要があるのです。それには、第一頸椎のズレをとることからはじめます。そうすれば、骨の正しい位置を知っている脳の情報が第一頸椎を通過して肩や腰の筋肉に伝わり、骨は正しい位置に戻ってくれる。骨が正しい位置に戻れば、筋肉は自然に柔らかくなり、痛みは改善します。

自分の骨の正しい位置は、病院の先生も、整体師も、もちろん私たち二人にだってわかりません。それを知っているのは自分の脳だけです。その脳の指示に任せておけば、肩や腰の骨の正しい位置を指示する情報が伝わる。骨のズレがとれれば、肩コリや腰痛は改善されていきます。

ピッタリ枕で寝ていると、その間は首のズレがない状態になるので、寝ている間に他の骨のズレもとれていて、その間は神経が１００％流れるため体が修復されていきます。

(ii)内臓の疾患が改善するしくみ

内臓の疾患には自律神経の乱れが関係しています。第一頸椎のズレがとれると自律神経が整うので、内臓の疾患も改善していきます。

ここで、気管支喘息と自律神経の関係を見てみましょう。交感神経の流れが多くなるか、副交感神経の流れが少なくなると、交感神経優位の状態となり、気管支の筋肉は緩んで、気道は広くなります。逆に、副交感神経が多く流れるか、交感神経の流れが少なくなると、副交感神経優位の状態となり、気管支の筋肉が硬くなって気道が狭くなります。

気管支喘息の場合は、気管支の交感神経の流れが悪くなり、常に副交感神経優位の状態になります。そのために、気管支の気道は常に狭くなるので、そこを空気が通るときにゼーゼー、ヒューヒューといった音が出ます。

喘息の発作が出やすいのは、夜寝ているときです。夜寝ているときは副交感神経が優位になりますが、喘息の場合はさらに副交感神経優位になるため、気道が狭くなって発作が出やすいのです。

鍼灸師さんは、鍼を打つときは通常、患者さんを寝かせて行ないます。しかし、喘息を持っている患者さんの場合は座った状態で鍼を打つ。喘息の患者さんを寝かせてしまうと副交感神経優位の状態になり、喘息発作が起こりやすくなるからです。

第一頸椎のズレをとると、自律神経の流れがよくなり、気管支の交感神経と副交感神経のバランスが整うので、気管支喘息が自然に改善されます。

心臓、胃、腸、腎臓などの内臓も自律神経によって支配されています。この自律神経の乱れが内臓系の病気の主な原因なので、同じく第一頸椎のズレをとることが有効です。

(iii)精神性の疾患が改善するしくみ

第一頸椎のズレをとれば、うつ病やパニック症だって改善します。ということは、うつ病やパニック症も第一頸椎のズレが原因で起こっているのでしょうか？

うつ病やパニック症は脳に障害があって起こると思われています。第一頸椎のズレの影響が出るのは首から下のはずで、脳は首から上にあるため関係ないように思われますが、そんなことはありません。

第一頸椎のズレで神経の流れが滞ると、本来脳から出て行かなければいけない神経情報が脳に溜まってしまう。神経情報が脳の中にあふれると、脳の神経細胞に異変が起こり、うつ病やパニック症になるのです。

貯水池のダムを思い浮かべてください。ダムは常に一定量の水を流すことで、ダムの中に水が溜まりすぎないように調整しています。もし、この水の流れを調整する水門を少し締めると、どうなるでしょうか？　水門から流れ出ていかなくなった水はダムの中で増えていきます。ついには、ダムからあふれだし、ダムが決壊することだって起こるでしょう。

ダムの貯水池を脳、水門を第一頸椎、水を神経情報にたとえるなら、第一頸椎でズレが生じ神経情報の流れが悪くなると、神経情報が脳に溜まっていき、ついにはあふれだします。限界に達して脳が決壊したとき、うつ病やパニック症が発症するのです。

ちょっと医学的、科学的な説明になっていないかもしれませんが、カイロプラクティック的に説明すると、このようになります。東洋医学でもうつ病やパニック症について同じような説明をすることがあります。

当院にも、うつ病やパニック症の方が来られることが多いのですが、第一頸椎のズレをとるだけで、たいていは改善しています。枕の高さ調整をして寝ているだけで、うつ病やパニック症が改善するといいのですが、症状が進んでいる場合は、直接施術を受けていただかなければ難しいと思います。

それでも、ピッタリ枕で寝ていると、うつ病やパニック症の予防にはなります。うつ病やパニック障害には不眠が伴いますが、ピッタリ枕で毎日熟睡していれば、発症する可能性はかなり低くなるでしょう。

ダイエットにも効果が出るしくみ

第一頸椎のズレをとって神経の流れがよくなると、体にちょうどいい量を食べるようになります。自然に太りすぎず、やせすぎでない体重になっていきます。

当院のお客様のほとんどは体の不調を改善したくて来られます。ダイエット目的で来られる方はいませんが、そんなお客様の中に、とくにダイエットをしたわけではないのに気づいたらやせていたという方がたまにいらっしゃいます。

それは、第一頸椎のズレをとると、胃と脳をつなぐ神経が100％開通し、満腹中枢が正常に働くので、たくさん食べなくても、普通の量の食事で胃が満腹を感じる。すると食事の量が適量になり、自然にやせていくのです。

逆に、やせすぎている人はいい具合に太っていきます。私もこの施術によって体重が10キロほど増えました。昔は本当にやせっぽち子で、小さいころから最近までずーっとやせていました。中学生のとき、水泳の時間に水着になるとやせすぎで痛々しいほど。泳ぐと沈んでしまいました。ですから、水泳は本当に苦手な科目でした。

やせているのは食べなかったからです。20歳のころの1日の食事は、ビール3杯とフライドポテト一人前。この食事を5日間続け、栄養失調で倒れて入院したこともあります。病院の先生から「このまま続けていたら死ぬぞ！」とこっぴどく怒られたものです。

栄養失調は今までに3回ぐらいやりました。それでも当の本人はよくご飯を食べているつもりで、栄養が足りてないとは思っていなかったのです。ビールもフライドポテトもけっこうなカロリーがありますから、必要なカロリーは摂っているつもりでした。生きていくのに必要なものはカロリーではなく、栄養ですよね。

そんな私が施術を受け、第一頸椎のズレをとると、1年ほどで体重が10キロぐらい増えていたのです。別に太りたいと思っていた訳でもないですし、ご飯をたくさん食べた訳でもありません。いつの間にか普通に適量のご飯を食べるようになっていました。

それまではすぐにお腹がいっぱいになり、ご飯を半分は残したり、おかずも半分残したりしていました。ところが、第一頸椎のズレをとってからは、満腹中枢が正常に働くようになったのでしょう。朝も昼も夜も必ずお腹がすくし、毎食きっちり食べられるようになっていました。気づいたら、標準体重となっていたのです。

その後も食べる量は変わりませんが、体重がそれ以上増えることはありません。第一頸椎のズレをとると、神経が１００％流れ、体が生きていくために必要な量だけ求めるので、それに従って食べている感じです。多くもなく、少なくもないちょうどいい量を食べるので、やせている人は太っていき、太っている人はやせていきます。

ピッタリ枕で寝ると第一頸椎のズレがない状態になるので、神経がよく流れ、ちょうど良い体重になっていきます。

じつは、第一頸椎のズレがなくても平均体重を維持できないことがあります。それは、ストレスがあるときと、お酒を飲んでいるときです。

ストレスがあると脳は異常をきたし、本来の命令とは違う命令を出してしまう。食べすぎに走ったり、食欲不振に陥ったりします。

お酒を飲みすぎると、満腹中枢が機能しなくなり、いくら食べても脳が満腹だと認識せず、たくさん食べてしまいやすいのです。

また、第一頸椎のズレをとると、低体温が解消していきます。やせていたころの私の平熱は34・9度ほどでした。体温が低いと体に入ってきた細菌やウイルスを熱で退治できないので、風邪を引きやすいし、病気にもなりやすいと言われています。

たしかに私も若いころは風邪をよく引いていました。当院のお客様でもやせている人はやはり体温が低いですし病弱です。

第一頸椎のズレをとると、普通にご飯を食べられるようになり、平均体重になって体温も上がります。

ちなみに今の私の平熱は37・0度です。普通の人だと微熱があるレベルで、今は風邪を引きません。

第一頸椎は3方向にズレる

第一頸椎は3方向にズレる可能性があります。それを自分で判断するのは難しく、ましてや自分で首を押してズレをとることはもっと難しいこと。ピッタリ枕で寝る方法なら、誰でも安全にできて、体の自然治癒力を最大限に高めることができます。

脊椎のいちばん上にある第一頸椎は、頸椎のなかでもっとも可動性が高く、左右、前後、上下へと動くようになっています。それゆえに、第一頸椎がズレるときも左右、前後、上下の方向にズレてしまいます。それぞれのズレについて見ていきます。

・左右のズレ

第一頸椎が本来の位置より右にズレたり、左にズレたりしていることがあります。当院で施術する場合は、右にズレていたら右から押して元に戻りますし、左にズレていたら左から押して元に戻します。

・前後のズレ

第一頸椎が前にズレたり、後ろにズレたりしていることもあります。第一頸椎は輪状になっていて、その輪の中に第二頸椎の歯突起と呼ばれる部分が入り込んでいます。第一頸椎はその歯突起に引っかかっていて、真っ直ぐ前や後ろに動くことはありませんが、歯突起を軸にして回転することで、前後にズレた状態になります。

・上下のズレ

第一頸椎は、上下にもズレることがあります。第一頸椎の前の部分が上に上がると上にズレた状態になり、下に下がると下にズレた状態になります。

この上下にズレた状態は、ＰＡＲＴⅡで説明した体の前後の歪みと関係しています。顔が下を向いていれば体は前に歪んでいるとお話ししましたが、このとき第一頸椎は下にズレています。逆に顔が上を向いていれば体は後ろにズレていますが、このとき第一頸椎は上にズレています。

『正常な第一頸椎』

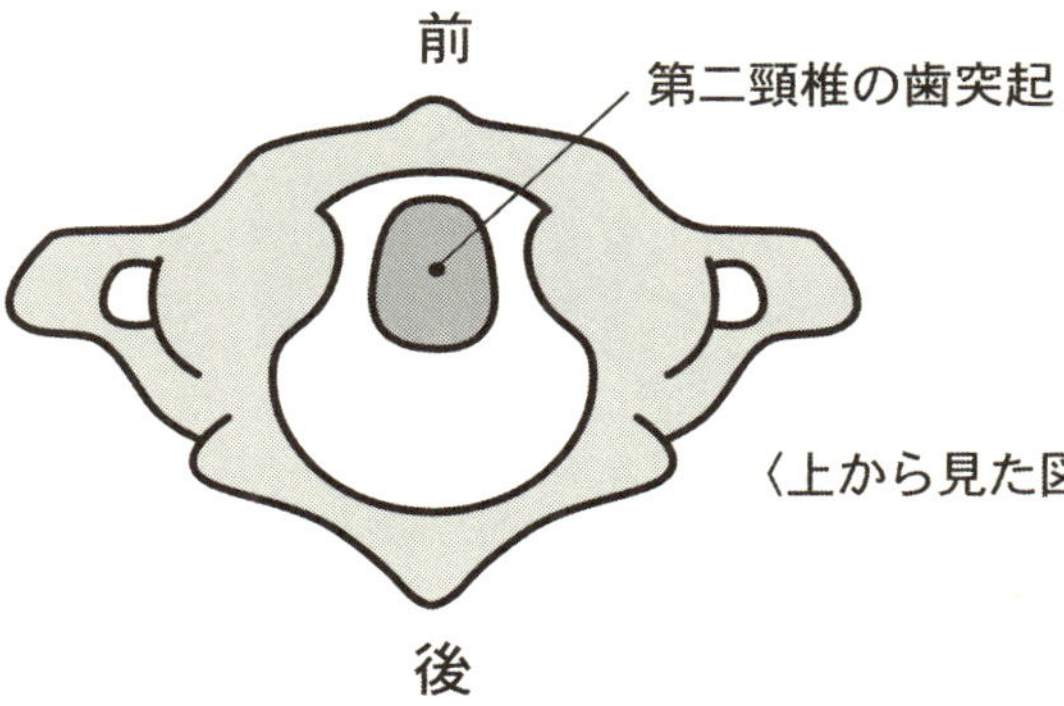

『左右のズレ』

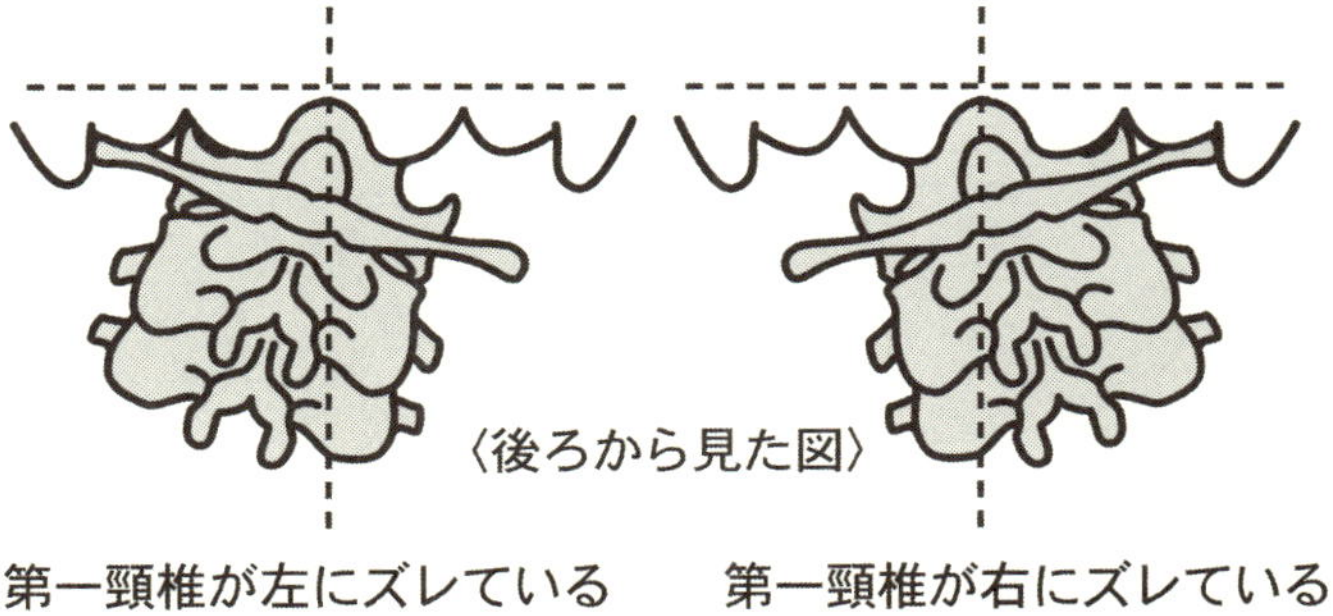

『前後のズレ』

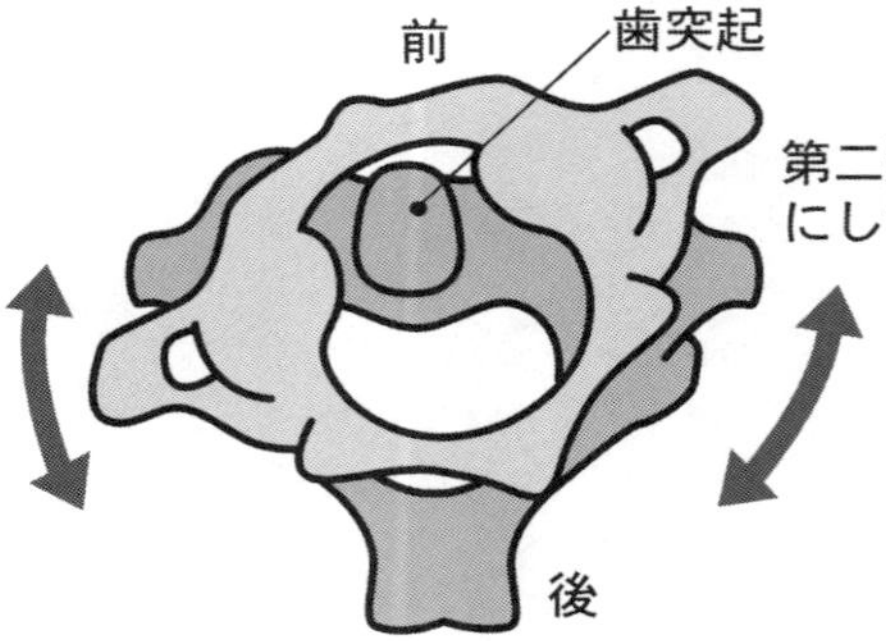

第二頸椎の歯突起を軸にして前後にズレる

〈 上から見た図 〉

『上下のズレ』

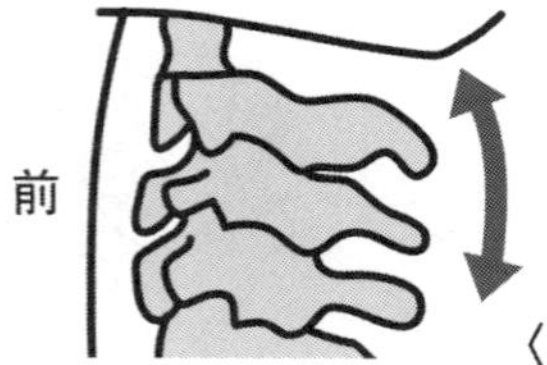

〈 横から見た図 〉

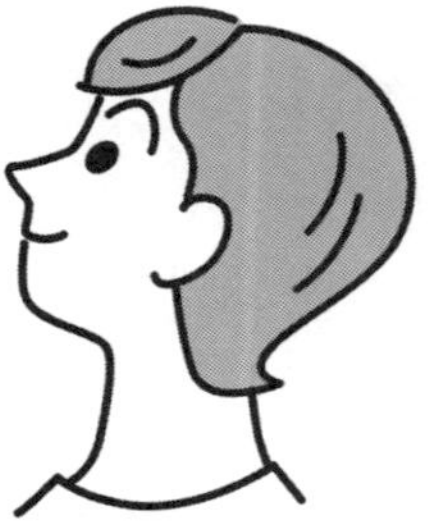

顔が上を向いていると
第一頸椎は上にズレる

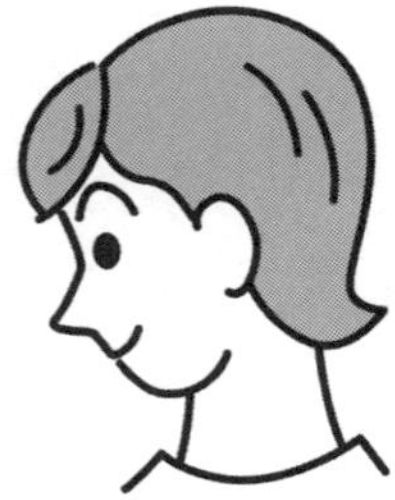

顔が下を向いていると
第一頸椎は下にズレる

第一頸椎のズレをとるというのは、これら3方向のズレをとることを意味します。施術では、このズレの方向とズレの幅の大きさを考慮して、正確にズレをとる必要がありますが、当院の施術では3方向のズレを1回押すだけでとります。3方向のズレを、3回に分けてとるようなことはしません。

3方向のズレの向きとズレ幅を計測して、そのちょうど真ん中の位置から1回押すといったイメージです。物理学的に言ったら、そのような説明になります。そして、ズレをとるのに力はほとんど要りません。必要なのはスピードです。スピードと方向が正確であれば、第一頸椎のズレはキレイになくなります。

それはダルマ落としとよく似ています。ダルマ落としを成功させるコツは、まず正確な方向から押すことです。正確な方向とは水平です。少しでも上から叩いたり、下から叩いたら、狙ったコマだけをきれいに抜き取ることはできず、ダルマ全体が崩れてしまうでしょう。

叩く力の強弱も考慮しなければなりません。力を入れすぎると、狙ったコマの上下のコマも一緒に吹き飛んで、ダルマ全体も崩れてしまいます。

もう一つダルマ落としに必要なのは、力よりもスピードです。力を抜いて水平の方向から真っ直ぐ、スピードを出して叩くのがコツです。そうすれば、スポッと狙ったコマだけ飛んでいきます。

第一頸椎のズレをとるのも、このダルマ落としとまったく同じです。力はまったく必要ありません。必要なのは、正確な方向とスピード。それさえ合っていれば、第一頸椎のズレがスパッときれいにとれます。

首を自分で押してズレをとる方法を紹介した本もありますが、絶対に無理だろうと思います。3方向にズレている頸椎が、実際にはどの方向にどれだけズレているかを自分で判断するのは、とても難しいことだからです。たとえわかったとしても、ミリ単位で正確に頸椎のズレをとることはもっと難しいことです。

当院で行なう施術なら可能ですが、そうでない場合におすすめしているのが、本書のメインテーマであるピッタリ枕で寝る方法です。これだと安全ですし、少なくとも寝ている間は首のズレがなくなり、神経が100%流れるのでぐっすり眠れますし、体の自然治癒力を最大限に高めることができます。

骨盤の歪みは椅子の硬さでチェック

骨盤の歪みを判断するには、柔らかい椅子と硬い椅子に座り、座り心地を比べてみます。座り心地がいいと感じる椅子が柔らかければ柔らかいほど、骨盤の歪みは進んでいます。

体の歪みや骨盤の歪みを気にしている方は多いと思います。体の歪みには左右と前後の歪みがあることは先にお話ししましたが、骨盤が「歪んでいる」とか「歪んでいない」というのは、どのようにすれば判断できるのでしょうか。

「腰の高さが左右で違う」とか「骨盤が開いてしまっている」という言い方をする人もいますが、これはあいまいな表現でわかりづらいと思います。そこで、自分で骨盤が歪んでいるのか歪んでいないのかを判断する簡単な方法をご紹介しましょう。

まず、柔らかい椅子と硬い椅子に座ってみて、それぞれの座り心地を比べてみます。柔らかい椅子の目安は、電車の座席ぐらいの柔らかさです。硬い椅子の目安は、木だけでつくられた椅子くらいの硬さです。

柔らかい椅子に座ったほうが座りやすいと思ったら、骨盤は歪んでいます。逆に、硬い椅子に座ったほうが座りやすいと思ったら、骨盤は歪んでいません。

これだけではわかりづらかったら、深呼吸をして呼吸の深さを比べてみます。柔らかい椅子のほうが呼吸が深くできるようなら、骨盤は歪んでいます。硬い椅子のほうが呼吸が深くできたら、骨盤は歪んでいません。

それでも、よくわからないという場合は、次の方法も試してみてください。最初に柔らかい椅子に座り、座り心地を感じてみます。次に、その柔らかい椅子の上に硬くて平らな板を敷いて座ってみます。そのとき座り心地が悪く、グラグラする感じや、傾く感じがあったら、骨盤は歪んでいます。

それは、骨盤が歪んでいて左右の高さが違うので、板の上に座ると片方の骨盤だけが板に当たり、傾くような感じやグラグラする感じになるからです。骨盤が歪んでいない場合は、左右の骨盤が均等に板に当たるので、板に座ったほうが安定して座りやすい。

「柔らかい椅子の上に板を敷いて座ったら、誰でもグラグラするよ！」という声も聞こえてきそうですが、それは自分の骨盤が歪んでいるからなのです。

体が歪んでいる人や骨盤が歪んでいる人が椅子を開発すると、座り心地がいいのは柔らかい椅子なので、どうしても柔らかい椅子になってしまいます。それを使う人たちも、骨盤が歪んでいると柔らかい椅子のほうが座りやすいと感じます。柔らかい椅子のほうがよく売れるのは、骨盤が歪んでいる人が多いことを示しているともいえそうです。

実際、世の中には、電車に乗っても職場に行っても柔らかい椅子が多いですよね。骨盤が歪んでいない人にとってはとっても生きづらい社会なのです。

骨盤の歪みをとる方法として、骨盤体操だとか骨盤ベルトを使うといったことがあります。整体院などには骨盤矯正なるメニューもある。これらの商品やサービスを使って効果があったかどうか確認するときは、ぜひ柔らかい椅子の上に板を敷いて座ってみてください。

もし骨盤の歪みがきちんととれていれば、板を敷いた硬い椅子のほうが座りやすいはず。そうでないとしたら、骨盤の歪みはとれていないということです。

足を組んだほうが体にいい!?

足を組むと体が歪むと思いますか。本当は足を組んだほうが呼吸が深くなり、体中の筋肉や関節が柔らかくなります。足を組んだほうが体にいいのです。

じつは第一頸椎のズレや骨盤の歪みを簡単にとる裏技があります。それは、座るときに足を組むこと。足を組むと体が歪むから組まないほうがいいと思っている方は驚かれるかもしれませんが、足を組んだほうが体にはいいのです。

まず、普通に椅子に座って深呼吸をしてください。次に普段よく足を組むほうを上にして足を組み、もう一度深呼吸をしてみてください。足を組んだほうが、深く呼吸ができるはずです。呼吸が深くなるのは、体中の筋肉や関節が柔らかくなっているとき、第一頸椎のズレがなく、骨盤の歪みがないときです。

もう一つ試してみてください。足を組まず普通に座った状態で、首をゆっくり左に回してみてください。次に右にゆっくり回してみてください。どちらかに回すとき、首が回りづらいはずです。

次に足を組んでから、同じく首を左や右に回してみてください。回しづらかった方向にもスムーズに首が回るようになるはずです。それは、足を組むことで第一頸椎のズレがなくなり、体や骨盤の歪みもなくなっているから。そしてすべての筋肉や関節が柔らかくなっているからです。足を組んでいる間は第一頸椎のズレがない状態を一時的につくることができます。

それに、足を組めば柔らかい椅子よりも硬い椅子のほうが座りやすくなるはずです。実際に自分で試してもらえれば「確かに」「なるほど」と思ってもらえるでしょう。

ただし、足を組むのは組みやすいと思う側の足を上にしてください。反対の足を上にして組むと、体はさらに歪みますし、筋肉や関節はさらに硬くなります。

猫背を直すには第一頸椎のズレをとり、椅子の硬さや座り方も調整する

「猫背は大病の始まり」と言ってもいいほど、健康に重大な影響を及ぼします。猫背になるかならないかを決めるのは座っているときの姿勢です。猫背を直すには、第一頸椎のズレをとるとともに、椅子の硬さや座り方を調整することも必要です。

猫背を気にしている人はけっこういます。特別に肩がこっているとか腰痛があるとかでなくても、見た目を気にしているのでしょうね。やっぱり猫背だと格好が悪いですから。

私たち二人も仕事柄、街行く人の姿勢を見てしまうのですが、顔がとってもカッコいいのに猫背で背中が曲がっている人を見かけると、もったいないなあと思ってしまいます。やっぱり、背筋がピーンと伸びている人のほうが見た目の印象はいいもので

す。

しかし、猫背でほんとうに心配なのは見た目よりも健康。街中で、思いっきり猫背の人や思いっきり横に傾いている人を見ると、どれだけ具合が悪いんだろうと心配になってしまいます。

来院する方で猫背がひどかったり、体の歪みが大きかったりすると、とにかく重症なことが多いのです。首コリ、肩コリ、腰痛だけでなく、うつ病や不眠など精神的な疾患も伴っています。

猫背だけど今はとくに体の不調はないという場合でも、何とか若さで乗り切っているだけで、年とともに体の不調が出てくるでしょう。「猫背は大病の始まり」と言ってもいいのです。

ところで、猫背になってしまう人と、姿勢のいい人の違いは何でしょうか。じつは、体の湾曲は遺伝子に書かれている情報で決まっているわけではありません。生活習慣による違いで猫背かどうかが決まるのです。では、どんな生活習慣だと猫背になってしまうのでしょうか。

猫背の人が普段から背筋を丸めて生活しているのは、それが楽な姿勢だから。そのほうが呼吸しやすいから。ですから、無理やり姿勢をよくしようとすると、かえって呼吸しづらくなり、体の負担が増してしまう。もしすでに猫背になってしまっていたら、無理して直そうとするよりも、猫背になってしまった原因を解決することです。

いちばんの原因は第一頸椎がズレていることです。ピッタリ枕で第一頸椎の影響がない状態で寝てください。先にお話ししたように、寝ている間にバスタオルを1枚ずつはがして低くしていきます。枕が低くなっていくのは、その分だけ猫背が改善されていくからです。

それと併せてやってほしいことがあります。それは正しい椅子に座ることです。人間の首、背中、腰の湾曲は生理的湾曲と呼ばれます。生まれてハイハイをしている間は真っ直ぐで湾曲はありません。それが二足歩行をはじめたときから徐々に湾曲していきます。赤ちゃんが立って歩くようになると、引力に対抗して重い頭を支えるために自然と首、背中、腰に湾曲が付いてくるのです。この湾曲が自然な形で付けば、猫背になることはありません。

もう一つ生理的湾曲が付くときがあります。それが座っているとき。このときの姿勢によって、猫背になるか、ならないかが決まってくるのです。座っているときの姿勢にもっとも影響するのが椅子です。猫背になる椅子には条件がいくつかあります。

まず一つは、柔らかい椅子。たとえば、ソファーです。座面が柔らかくて深いソファーに寄りかかって座ると、体を曲げてしまうので、首や腰の湾曲が逆になり猫背になりやすいのです。

とくに骨格を形成していかなければいけない成長期にある子どもがソファーに座る生活をしていると、猫背になってしまうのは当たり前。なるべく硬い椅子に座るようにしてあげてください。

もう一つは椅子の座面の高さが高すぎたり、低すぎたりする椅子。椅子の高さが合っていないと、体を丸めて座ることになったり、体が背もたれに寄りかかった状態で座ってしまうことになります。

これでは、首、背中、腰にきれいな湾曲をつくることができず、猫背になってしまいます。

座り方にも注意しなければなりません。椅子に浅く座って背もたれに寄りかかる座り方はよくありません。背もたれに寄りかかるときは、背もたれまでしっかり腰を付けるぐらいに深く座って寄りかかるようにします。

背の高い人には猫背が多いのですが、その理由は、椅子と机にあります。世の中のものは、基本的に平均的な身長の人を基準につくられているので、大きい人にとってはどれも小さすぎます。

とくに成長期に学校で低い椅子と机で勉強していると、体が丸まって猫背になりやすいのです。それで背の高い人には猫背の人が多く、ついでに腰痛持ちが多いようです。

猫背になりたくなかったら、二足歩行をはじめた赤ちゃんのときから成長が終わる25歳くらいまで、正しい椅子に正しく座る習慣が必要です。

自分に合った椅子の高さの測り方

正しい椅子の高さも呼吸の入り方で判断します。床に直接座る場合も同じです。ピッタリ高さが合うと、呼吸が深くなり、座った感じが楽になります。

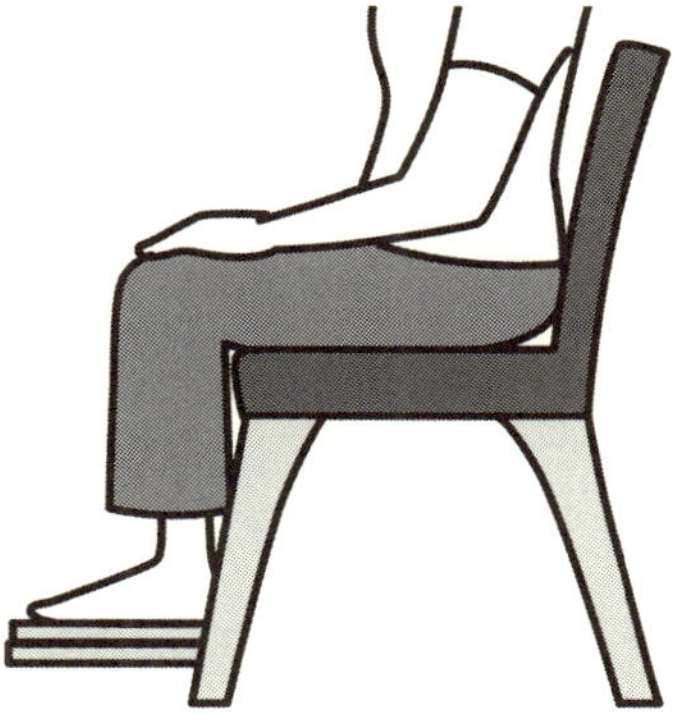

椅子が高ければ足の下に雑誌を置いて調整する

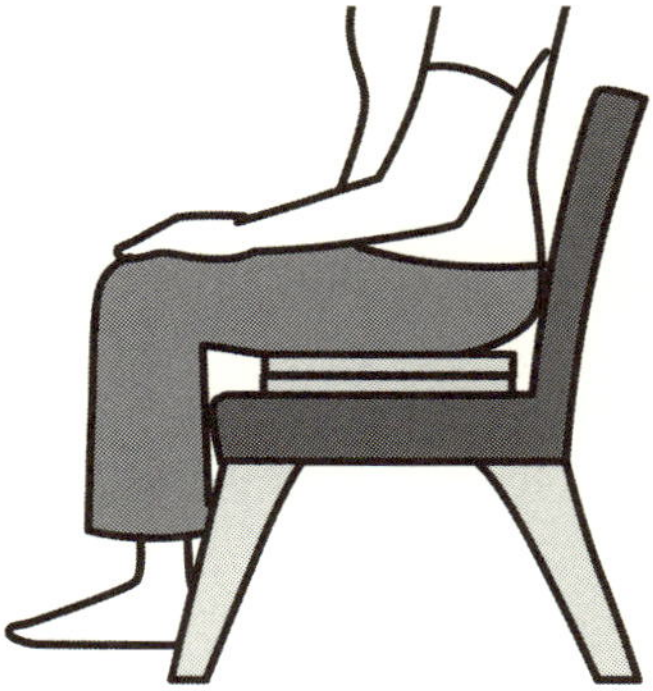

椅子が低ければお尻の下に雑誌を置いて調整する

椅子の高さの合わせ方は、枕の高さを合わせるときのように、呼吸の深さで判断します。枕の高さはミリ単位で調整しますが、椅子の高さはそこまで細かく合わせる必要はありません。1センチ単位くらいで調整すれば大丈夫です。

椅子に座り、膝を直角に折った状態で膝が多少座面より高くなる高さがベストです。

高さを調整できる椅子はいいですが、調整できない椅子は次のようにして高さを合わせてみてください。

まず椅子に座って、1センチぐらいの厚みがある雑誌を、椅子が高いと思う場合は足の下に、椅子が低いと思う場合はお尻の下に入れます。

高いか低いかを判断する目安は深呼吸をして、呼吸が深くできるかどうかを確認します。座りやすさや、座った感じが楽かどうかも確認してください。呼吸が深くできて、座った感じが楽になった高さが理想の椅子の高さです。

椅子に座る生活ではなく、畳やじゅうたんの上に直に座る生活をしている場合にも正しい座り方があります。あぐらをかいて座ったり、足を伸ばして座ったりする場合は、お尻の下にある程度高さのあるものを敷いて座ると楽です。高さの目安は、およそ自分の太ももの直径ぐらいの高さです。

この場合も、椅子の場合と同じく、呼吸や座り心地を見ながら、1センチぐらいの厚さの雑誌を使って調整してください。ピッタリの高さになると、呼吸が深くできるようになり、楽に座れます。地べたに直に座ると、どうしても骨盤が寝てしまい、背中を丸めて座るようになりますが、ピッタリの高さにすれば、骨盤が立って背筋も伸びます。

高さを合わせた雑誌にそのまま座ってもいいのですが、雑誌だけだと硬すぎてお尻が痛くなってしまいますから、雑誌の上にタオルを敷くなど工夫してください。

コラム

体の歪みをとるには体を真っ直ぐにすればいいわけではない

体の歪みをとるということは体を真っ直ぐにすることだと思われている方が多いかと思いますが、じつはそうではありません。

ほとんどの人の体は左右非対称です。骨の形なんて人によってバラバラで、左右が完全に対称になっていることなんてほとんどないわけです。ですから、ただ単に体を真っ直ぐにすれば、肩コリや腰痛が改善していくというわけではありません。体が曲がっていても歪みがなければいいのです。

では、体の歪みがない状態とはどのような状態なのでしょうか?

体の歪みがない状態というのは、真っ直ぐに立ったときに頭の位置が左右の足の真ん中の位置にある状態のことです。頭の位置が1ミリでも左右どちらかにズレていたら、体は歪んでいます。

たとえば次頁の図のように、体が真っ直ぐでも頭の位置が左右の足の真ん中より右にあると、体は歪んでいます。あるいは、体が曲がっていても、頭の位置が両足の真ん中にあれば、体の歪みはないわけです。骨盤の右が上がっていて、肩が左に下がっていても、頭の位置が真ん中にあれば、この状態がこの人にとっては歪みのない状態となります。

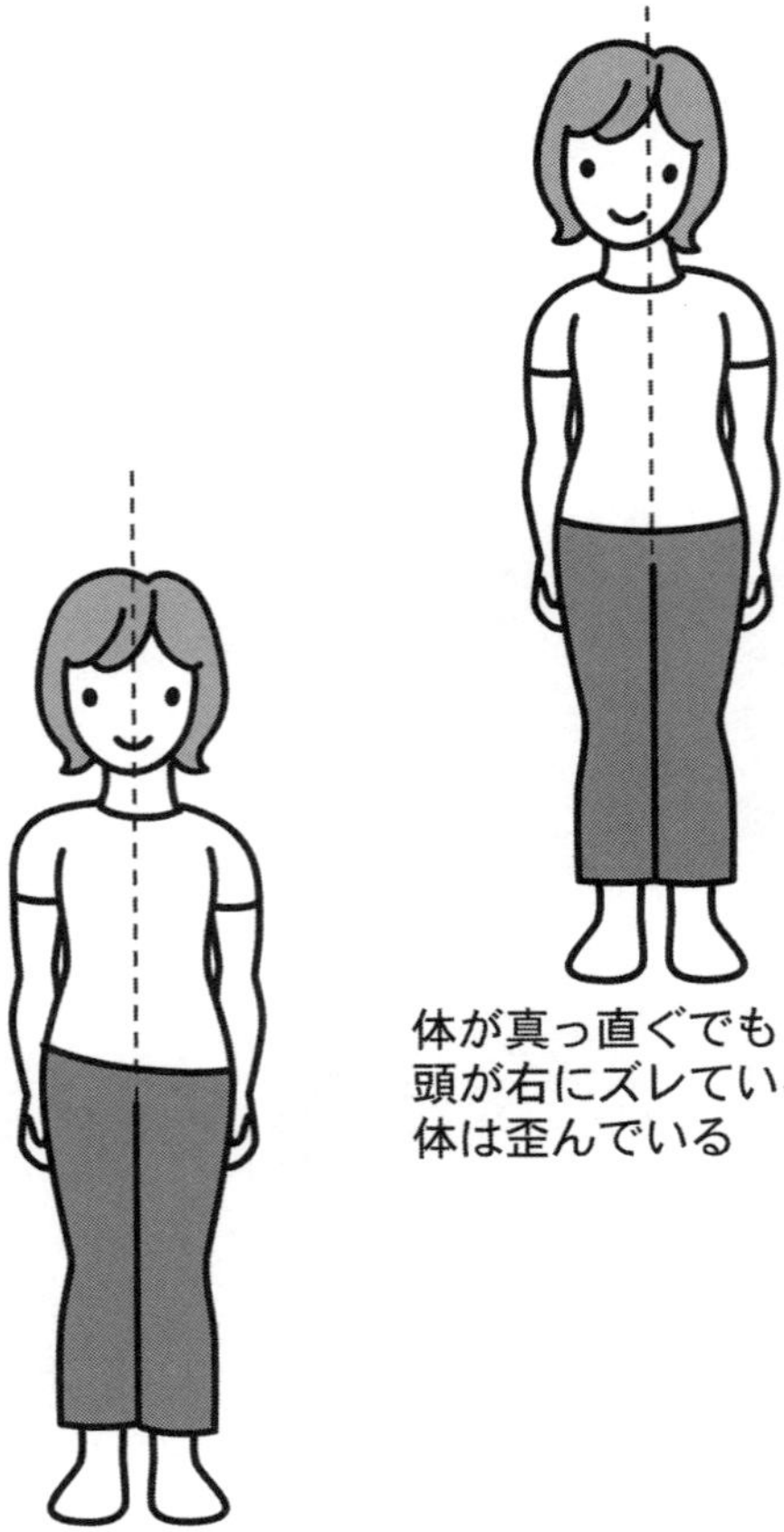

体が真っ直ぐでも
頭が右にズレているので
体は歪んでいる

右の骨盤が上がって左肩が
下がっているが、頭の位置が
真ん中なので体は歪んでい
ない

両足で立つときに片方の足に体重をかけて立つことがよくあるのではないでしょうか。片足に体重をかけて立っていると、だらしないとかお行儀が悪いなんて思われがちですが、じつはこのほうが体の歪みはとれているのです。

試しに右足か左足、どちらかに体重をかけて立ってみてください。右か左、どちらか一方のときだけ深呼吸をすると、息が深く入るはずです。あるいは、首を左や右に回すといつもより大きく回り、重い肩が軽く上がるようになったりもします。

片足に体重をかけることで頭の位置を足の真ん中に持ってきているのです。体の歪みもある程度とれて体が楽になるので、ついつい立つときに片足に体重をかけて立ってしまうわけです。

PART V

第一頸椎のズレをとったら人生が変わった！

当院で第一頸椎のズレをとることで人生が変わったという体験をする方が増えています。枕セミナーに参加して、ピッタリ枕を使いはじめたら、首のズレの影響がない状態で寝ることができ、久しぶりにぐっすり眠れた、体の痛みが消えた、首や肩のコリがとれた、長年の体の不調が改善したという方も増えています。

ここでは、当院で直接施術を受けた方たちに登場していただきます。第一頸椎のズレがいかに私たちの心身に影響を与えているかがよくわかります。本書でおすすめしているピッタリ枕は、寝ている間、第一頸椎のズレの影響をとり除いて寝る方法ですが、それでも心身に驚くような変化が現われることを実感していただけると思います。

10年間悩まされた線維筋痛症が1回で改善しました

埼玉県　30代　女性　会社員

24歳で子どもを産んでから、体中のあらゆる部分に痛みを覚えました。頭痛、首痛、肩コリ、腰痛、手のしびれなどがあり、あまりの痛さに2年間ほどは寝たきりの生活。痛みと苦痛から逃れたくて、この世からいなくなりたかったほどです。

なぜ突然、こんなことになってしまったのか？　原因は何なのか？　病院で病名を告げられたのは2年後で、線維筋痛症と診断されました。

線維筋痛症とは、体はどこも悪くないのに脳が勝手に痛いと思ってしまう病気です。自分を悩ます痛みがなぜ起こるのかを知り、とりあえずはホッとしました。その後、病院や整体院へ行って何とか働けるぐらいにはなったのですが、痛みはほとんど変わりません。

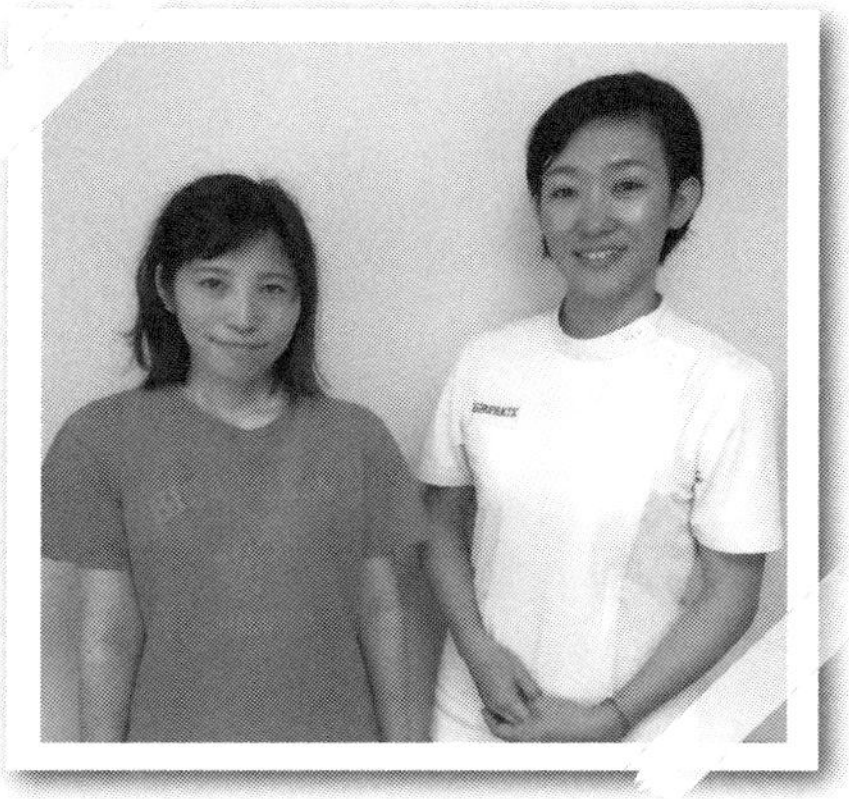

最初は大量の薬を飲んでいましたが、痛みはほとんど変わらないので、いつしか薬を飲むことはやめました。そんな日々が続き、気がつけば13年の月日が流れていました。

何とかしたいと、ある日インターネットを検索していると、線維筋痛症の方が改善したという整体院を発見。これは試してみないといけないと思い、早速予約を取って伺うことに。

施術は首を1回、軽くポチッと押すだけでした。

こんなので何が変わるんだろうと不思議に思いましたが、施術台から立ち上がると驚きの変化が。肩の痛みがとれて、肩が軽く上がるようになっていたのです。深く呼吸できるようにもなっていました。一瞬で体全体が変化したことを実感しました。

施術後はベッドで4時間の休息。寝ている間に体の悪いところが痛くなるそうで、私の場合は肩も腰も、腕も足も、結局、体全体がとても痛くなりました。その痛みも4時間ほど経過するころには、ほとんどなくなってすっきりしていたのです。

翌朝、自宅のベッドから起き上がると、何と体の痛みが消え去っていました。まったく痛みがないのです。13年間の線維筋痛症から解放された瞬間でした。今までは、足が痛くてしゃがむことができなかったのに、今では普通にしゃがむことができる。体の痛みで寝つきも悪く、ほとんど熟睡したことはなかったのに、今では毎日熟睡できて、朝も気持ちよく目が覚めます。何より体の痛みがないって、こんなにも楽なんだと思いました。

今まで病院や近所の整体院へ行っても何も病状は変わらなかったのに、たった1回の施術で、ここまで改善したことにほんとうに驚いています。

パニック症が1回で改善しました

東京都　30代　女性　主婦

5年ほど前にパニック症を発症しました。最初は一人で電車に乗るとパニックを起こしてしまう状態でした。それがしだいに発作の頻度が多くなり、症状も重くなっていきました。外出するとパニックを発生する恐れがあるので、しだいに恐怖で外出ができなくなっていました。

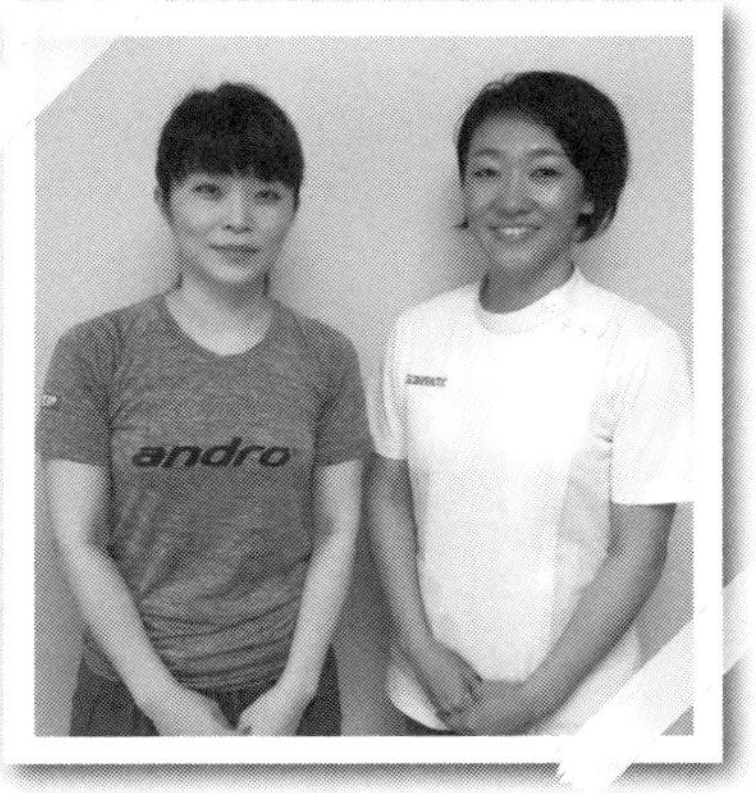

いざ頑張って外出しようと心に決め、玄関の前に立ち、ドアノブを回そうとしても回せない。たとえドアを開け、外出することができたとしても、スーパーのレジに並んでいるだけで発作が起きてしまいます。専業主婦でしたが、買い物をしたり、娘の塾の送り迎えをしたりすることができませんでした。

何とかパニック症を改善して普通に家事ができ

るようになりたいと思い、病院へ行って薬を出してもらって飲んでも、ほとんど改善されません。薬だけでなく漢方なども試してみましたが、どれも効果はありませんでした。

そんなとき、フリーペーパーを読んでいると、首を1回押すだけでいろんな病を改善するという整体院を発見。うつ病の人が1回で改善したという症例があることも知り、これに望みを託すしかないという思いで予約を取り伺いました。

施術はほんとうに首を1回押すだけ。それなのに呼吸が深くなったり、肩が軽くなったり、まるで魔法にでもかかったような感じでした。帰るころには気分がスッキリしていたのを覚えています。

そしてパニック症のほうはというと、施術を受けてから5年間たちますが、その間一度も発作を起こすことがありません。もちろん、薬や漢方薬も飲んでいません。なんと1回でパニック症が改善してしまったのです。今では電車に一人でも乗れますし、買い物も普通にできます。しいて言えば、狭い空間が少し苦手なぐらい。普通に生活できることのありがたさを感じています。

はじめての施術から5年たちますが、1年に一度ぐらいは伺っています。カカトのしびれ、アゴの痛み、舌の違和感、喉のつまり、骨盤の痛みなどさまざまな症状でお世話になるのですが、毎回1回の施術を受けるだけですぐに改善してしまいます。

もちろん、どんな症状のときも首を1回押すだけです。

坐骨神経痛が1回で改善しました

東京都　30代　女性　自営業

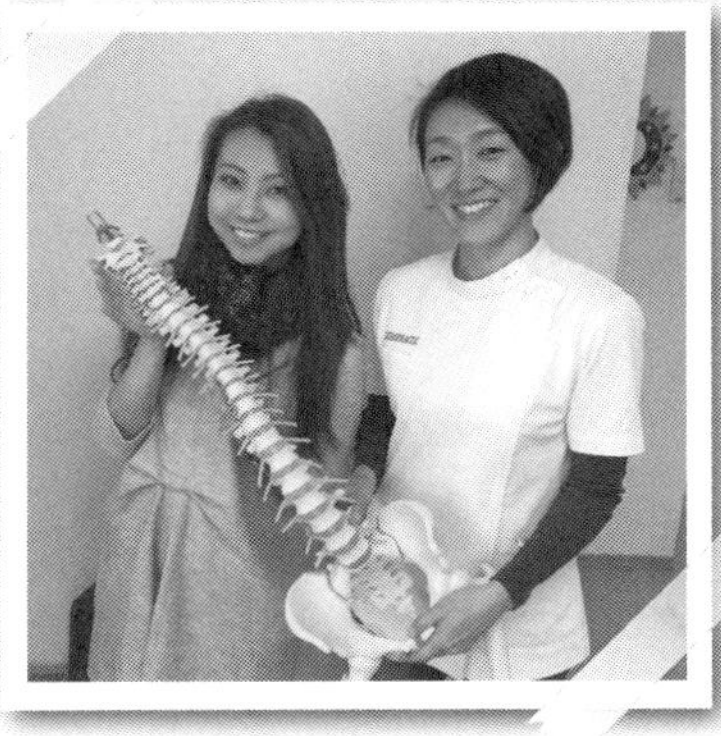

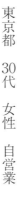

6年ほど前に第一子を出産しましたが、出産後から元々痛かった腰の痛みが悪化しました。さらに、腰痛が原因で坐骨神経痛を患ってしまいました。腰の後ろ辺りから、お尻、右足の裏にかけて痛みとしびれが常にある感じでした。
コンサルティングの仕事をしていますが、腰と足の痛みで仕事に集中できないことも。クライアント

との約束もあるので、仕事を休むわけにもいきません。もちろん、子育てもあるし、家事もあります。

さらに、肩コリもあるし、冷え性もある。毎日、そんな体を抱えながら、仕事も子育ても続けていたのです。

そんなとき、友人とのランチ会でかずみさんに出会いました。何でも首を1回調整するだけのカイロプラクティックをされているとのこと。しかし、当時の私は他のカイロプラクティック院に通っていたので、かずみさんの所にお世話になる必要はないと思っていました。

ところが、当時通っているカイロプラクティックは腕もよく、腰は楽にはなるのですが、その状態が長続きしません。かずみさんの所は何度も通う必要がないらしい。だったら一度ぐらいは行ってみようと思い、伺いました。

施術を受けると、今までは立つと足が内側に向いてX脚のようになっていた足が、真っ直ぐになって、普通に立てるようになったのです。自分の両足がしっかりと地面をとらえて真っ直ぐ立てることに驚きました。

帰りの電車の中で座ったとき、前は背筋が曲がった姿勢で座っていたのに、自然に背筋がピーンと伸びて、しっかりと座れるようになっていたのです。冷え性で太ももの前側が冷たく、足全体が冷えていたのに、施術の後からポカポカと温かくなり、冷えを感じなくなっていました。

数日してから気がついたのですが、集中力が高くなり、仕事が今までよりもはかどるようになっていました。また、以前は些細なことでイライラしていたのに、それがだいぶ減りました。体が楽になったので心に余裕を持てるようになったからでしょう。肝心の坐骨神経痛は、2回目の施術を受けて2週間ほどたったあたりから痛みやしびれが改善されていき、ほとんど気にならなくなりました。

施術の回数が少なくて長持ちするところが、他の整体やカイロプラクティックとは違うなと思います。

頭痛、首、肩、腕の痛み、顎関節症が改善しました

東京都　50代　女性　主婦

50代になり、いろいろと体に痛むところが出てきていました。1週間に一度は起こ

る頭痛、首から肩、右腕へと続く痛み、顎関節症と歯の食いしばりによるアゴの痛みなど。

アゴに関しては、夜寝ているときの歯の食いしばりが強すぎて、毎晩使っているマウスピースが2週間でダメになるほどでした。

これぐらいの不調があっても年齢相応で当たり前かなと諦めもありましたが、腕のいい整体院が近所にあると知人に紹介され、アキサワ東京カイロプラクティックに伺うことに。

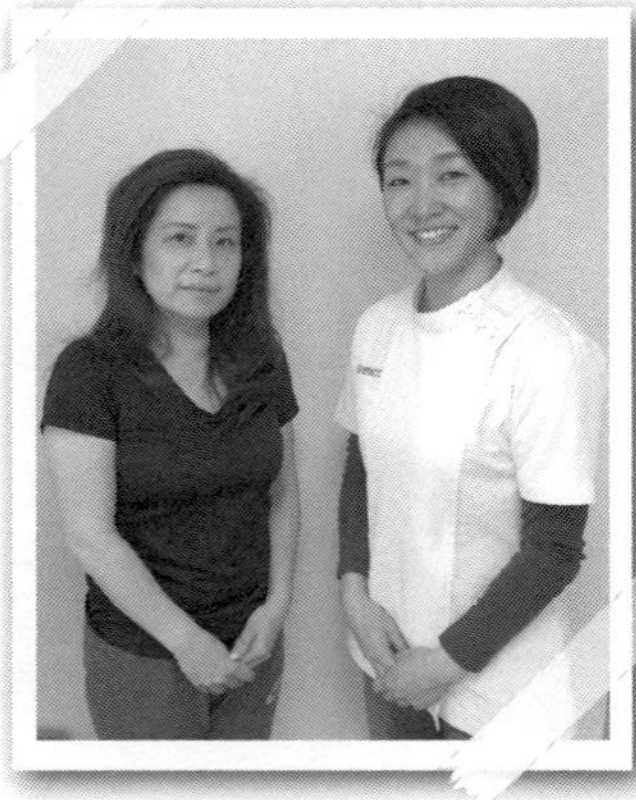

首をパチンと押されただけで、アゴの動きが変わったのがわかりました。口を開けるとガクガクしていたアゴも、ガクガクが減ったのです。施術を受けた後4時間、治療院のベッドで寝ましたが、その間、歯の食いしばりが気になりません。その日の夜、自宅で寝ていても歯の食いしばりは気になりませんでした。1回目の施術後から歯の食いしばりがなくなり、マウスピースを付けなくてもよくなったのです。

首と肩と右腕の痛みですが、施術を受けてからはとても調子がよくなり、その状態がずっと続いています。頭痛も一度もありません。

毎晩、枕の高さを調整して寝ています。たしかに首や肩、アゴの調子がいいですし、体の調子もいいので、大好きなゴルフも楽しくやっています。少しゴルフの腕は上達したようです。キッチンに立ち料理をつくるのも好きですが、体の痛みがないので楽しんでつくることができます。

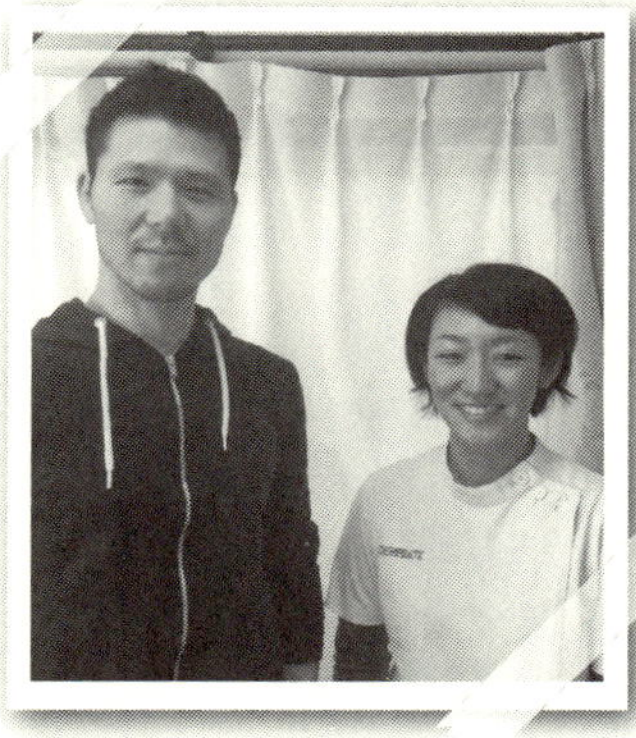

20年来の原因不明の咳が1回で改善しました

東京都　40代　男性　会社員

20年ほど前から原因不明の咳に悩まされておりました。病院では喘息ではなく、ただの咳と診断され、薬なども処方されましたが、まったく効きません。病院を何度か変えてその都度、異なる薬を試してはみましたが、やはり効きません。どうせ効かないなら飲まないほうがましと思い、いつしか薬を飲むことも止めてしまいました。

仕事中でも、通勤の電車の中でも咳が出続ける。職場では私の咳について理解があるのですが、通勤の電車の中では風邪をうつされるのでは？　という周囲の目が痛い日々。とくに冬の時期は誰しも風邪やインフルエンザに敏感な時期で、人ごみの中で咳をしているのは気が引けました。

薬でも改善せず、一生このまま咳をし続けるのか？　と諦めていたころ、今度は3年前に患ったぎっくり腰がまたつらくなってきたので、近くに良い整体院はないかとインターネットで探していました。

すると、どんな症状でも首の調整だけで改善してしまうというカイロプラクティックを見つけ、もしかしたら腰だけでなく咳も良くなるかもと思い、物は試しと訪れてみることに。

咳も腰痛も第一頸椎のズレが原因とは、なかなか理解に苦しみますが、首を1回パチンとしてもらった後、呼吸が深くできるようになったのには驚きました。呼吸が深くできるのなら、咳も改善するのではという期待も出てきました。施術後の休息中は咳がだいぶ減り、翌日から数日間はまったく咳が出なくなっていました。

その後、咳が多少戻っていましたが、２回目の施術を受けてからは完全になくなり、すでに1年半ほど咳は出ていません。

首の施術だけで咳が出なくなったことにびっくりしていますが、家族も職場の同僚も驚いています。

首のコリと痛みが1回で改善しました

東京都　40代　男性　会社員

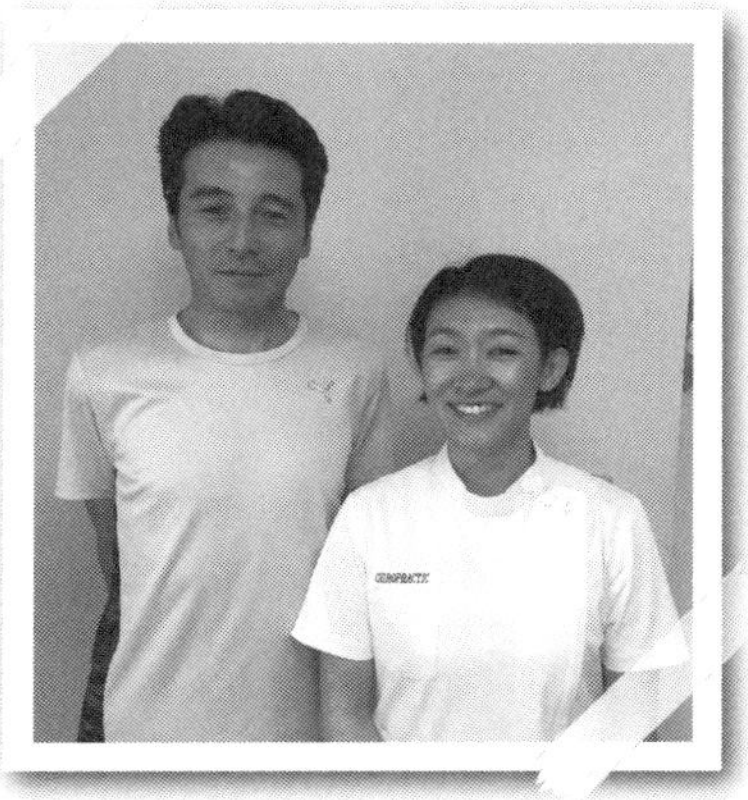

数年前から首の激しい痛みとコリに悩んでおりました。病院でレントゲンを撮ってもらうと、ヘルニアではなかったのですが、首の骨と骨の間が詰まっていると言われました。
仕事柄、常にモニター8台を見上げながらの仕事なので、首がおかしくなっていたようです。
会社の付き合いでゴルフをするのですが、年々クラブを振るのが苦痛になっていました。首が痛いと集中力も低下し、ゴルフを楽しめなくなっていました。名医と言われる鍼灸師を訪ねたりしましたが、まったく痛みはとれません。最近は、車を運転するときに首を回せないので困っていました。

そんな私を見かねた妻がネットでいろいろ調べてくれて、テレビにも出たことのあるカイロプラクティック院にたどり着いたのです。1回目の施術で首を押してもらった瞬間、すぐに首が左右に回るようになったのは驚きでした。

痛みのほうは、1回目の施術から1週間ほどたったころ、ふと気がつくと、痛みがかなり軽くなっていました。もう一度施術を受けた後は、長年の首の痛みがまったく消えていたのです。これにはほんとうに驚きでした。

今ではゴルフをしても首の痛みを感じず、楽しんでプレーをすることができています。その後も、体のメンテナンスのために半年に一度ぐらいお邪魔しています。

肩と腰の痛みが2回で改善。酒とタバコがまずくなった

埼玉県　40代　男性　会社員

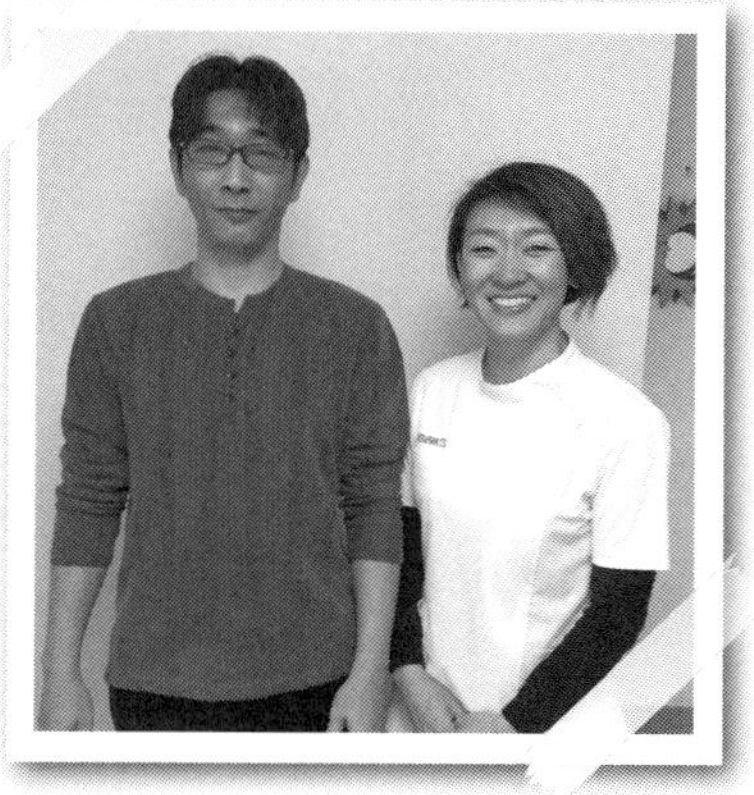

首から両肩にかけたしびれと痛み、慢性的な腰痛がかれこれ20年以上続いていました。整形外科へ通って、電気をかけても一向に改善しない。鍼灸院や整体院などに何件も通いましたが、結局肩や腰が楽になることはありませんでした。

そんなとき、テレビの情報番組でこちらのカイロプラクティック院の存在を知りました。しかし、テレビで見たときのイメージは「胡散臭いな〜。ヤラセじゃないの。首を押すだけで体の不調が良くなるなら、神も仏もあったもんじゃないね！」といった感じでした。そのうち、忘れてしまいました。

しかし、私の肩と腰は、いくら鍼灸院や整骨院に通ってもまったく改善しない。そうだ、イチかバチか1年ほど前にテレビで見たカイロプラクティック院へ行ってみよう。胡散臭いとは思うけれど、1回ぐらい試しに行ってみてもいいし、改善してしまったらラッキーだし。そうして施術を受けることに。

すると、首を押された瞬間、息を深く吸えるようになり、体が楽になったことがわかりました。目も大きく開き、どす黒かった顔色がきれいな肌色に一瞬で変わったのです。丸まって猫背になっていた背中も、ピーンと真っ直ぐ伸びています。

たった1回でこれだけ体が変わるのかとほんとうに驚きました。肩と腰の痛みは2回ほど施術を受けた後から、かなり改善しました。肩のしびれもだいぶ改善しましたが、しびれを完全にとりたければ、タバコを止めるようにと先生からすすめられていますが……。

困ったことは、施術を受けるとタバコや酒がまずく感じることです。普段は家で缶ビール1本に焼酎の水割りを5杯ほど飲むのですが、缶ビール1本に焼酎の水割り2杯ほどで酔っぱらってしまいます。

タバコも前は1日2箱吸っていたのですが、今はあまりおいしく感じなくなり、1日1箱ぐらい吸うと十分になります。

12年前に発症した潰瘍性大腸炎が1回で改善しました

愛知県　50代　女性　主婦

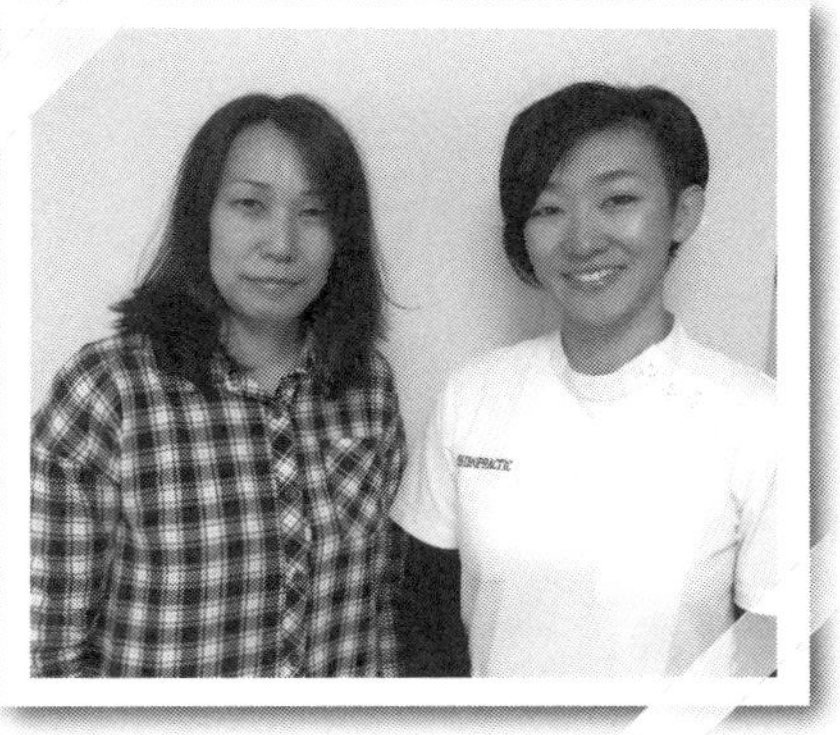

12年ほど前に潰瘍性大腸炎を発症しました。潰瘍性大腸炎になると、大腸にビランと呼ばれる炎症が発症し、腹痛や下痢、出血をともないます。絶対に治らないとされていて、国から難病指定をされている病気です。

近所の病院でもらう薬を毎日飲み、炎症がガンに変わったらいけないので年に1回は大腸カメラでガンがないことを確認する必要があります。お腹の調子には波がありますが、ひどいときはお腹の痛みがかなり辛く、寝ていても起きていても1日中お腹の痛みで苦しんでいました。

潰瘍性大腸炎を何とか治せないかとインターネットで検索していると、アキサワ東京カイロプラクティックのホームページにたどり着きました。何でも院長自身が潰瘍性大腸炎だったようで、それもこのカイロプラクティックで良くなったそう。愛知県から東京まで行くのは遠いかなとも思いましたが、ホームページの口コミを見ると改善する人が多いようで、1回か2回だったら行けると思い、伺うことにしました。

痛みから逃れられることを楽しみにして施術を受けましたが、なんと施術の翌日からお腹の痛みはうすれていき、下痢や血便も徐々に改善されていきました。2週間ほどたったころには、お腹の痛みも下痢も血便もまったくなくなったのです。

たった1回の施術で難病であるはずの潰瘍性大腸炎がすっかりよくなってしまったのです。これにはほんとうに驚きました。12年も苦しんできたのがたった1回でよくなるなんて。

潰瘍性大腸炎以外に頭痛、肩コリ、腰痛、背中痛、不眠、冷え性、手のこわばりなどもありましたが、これらもすべて1回で改善してしまいました。首の施術だけで、これだけの症状が改善するとはほんとうに驚きです。

じつは、アキサワ東京カイロプラクティックへ行く前に、ホームページを見て毒出し生活をしました。アルコールを止め、タバコの副流煙を避け、万能酵母という健康飲料を取り寄せて毎日飲むという生活を2カ月続けた後に施術を受けたのです。もちろん施術で首のズレをとってもらう必要はありますが、自分の生活を正すことも大切だと思いました。

首、肩、背中、腰、股関節の痛みが1回で改善しました

神奈川県　30代　女性　自営業

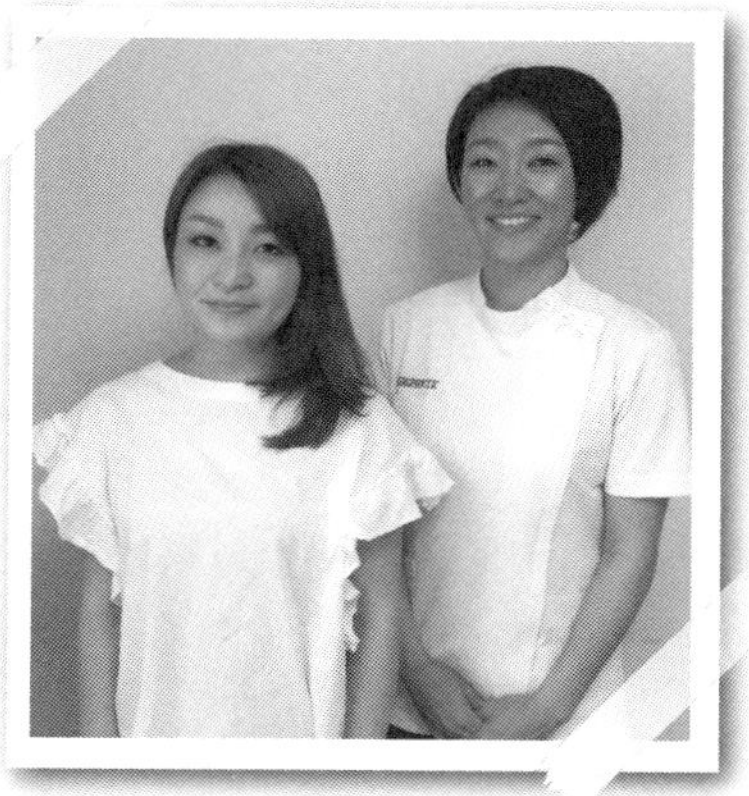

たまたまかずみさんのブログを見つけたことがきっかけで、施術を受けました。セラピストの仕事をしていて、無理な体勢をとることが多いのですが、施術を受けると、骨盤の歪みがとれ背筋もピーンと真っ直ぐになるのを感じました。今までは意識しないと背中が丸まって姿勢が悪くなっていたのに、今は意識しないでも姿勢がとてもよくなっています。首を1回調整するだけでこんなにも変わるのかと驚きました。

施術から1週間ぐらいまでは、肩、背中、腰などいろいろなところが毎日痛くなりました。それ

が、1週間くらい過ぎて気がつくと、体の痛みがまったくなくなっていたのです。体全体が軽くなり、今まで体に巻き付いていた鉄の鎖が外れたような感覚でした。悩んでいた股関節の痛みが消え、首、肩、背中、腰の痛みも改善しました。痛みがない体とはこんなにも軽いものなんだ、心まで軽くなるんだと、ただただ驚きました。施術後も枕の調整をして毎日寝ているので、調子のよい状態が長く続いています。

かずみさん主催の枕セミナーにも参加しました。セミナーで話を聞くと、枕を使わないで寝るのがいちばんダメだといいます。自分としては、枕があると首が苦しいので、枕がないほうが楽なのですが、バスタオルを使って枕の高さをピッタリ合わせると、呼吸は楽だし、とっても気持ちがいいのです。枕を使わないで寝るより快適でした。

今までは枕を使うと苦しいと思っていましたが、枕の高さが合っていなかったのです。枕セミナーでバスタオル枕のつくり方を覚えてからは、家でも毎晩枕を合わせて寝るようにしています。寝つきがよくなり、睡眠の質が良くなったように感じます。体のだるさも改善しました。

足首の骨折が驚くほどのスピードで改善しました

千葉県　40代　女性　会社員

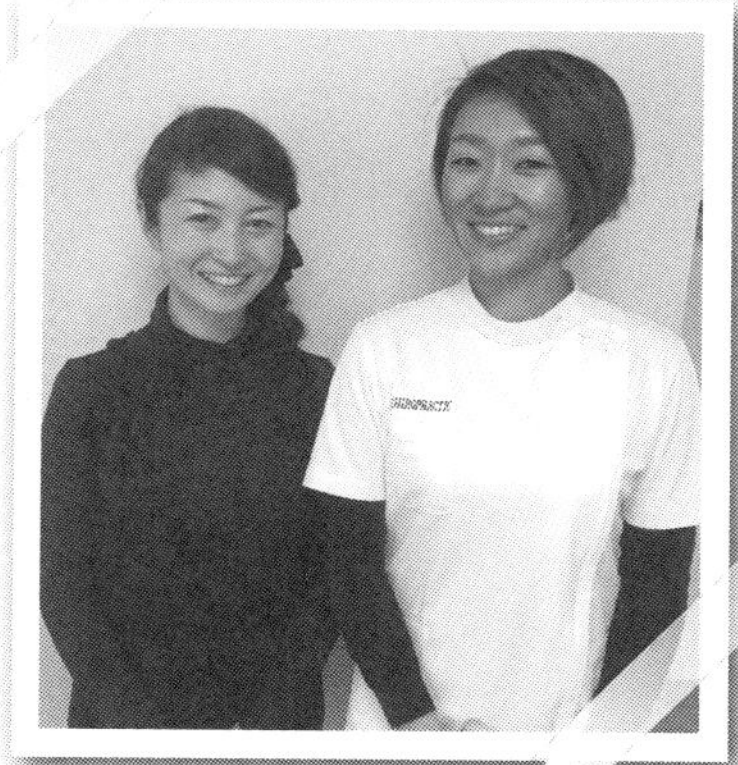

前に同じ会社で働いていた同僚のかずみさんが、カイロプラクティック院を開いたと聞いたので、いつかは行ってみようと思っていました。そんなとき、彼女が枕セミナーを開いていることを知り、参加することにしました。

バスタオルを重ねて枕をつくると、深く呼吸ができ、こんなにも楽になるものなのかと思いました。さらにセミナーの内容は驚きの連続で、北枕で寝るといいとか、ベッドの硬さで枕の高さが変わるなど知らないことが次々と出てくる充実したセミナーでした。

私は肩コリがあったので、肩コリもしっかり改善してもらおうと、セミナーの帰りに施術の予約を取りました。ところが、その前日、会社の帰りに駅の階段から落ちて右足首周辺を複雑骨折してしまったのです。

当然、予約はキャンセルし、整形外科で足に金具を入れる手術を受けました。足にギブスをはめ、絶対安静状態で、会社は1カ月ほど休みました。骨折から3カ月ほどでギブスは外れましたが、足はむくみでパンパンにはれ、痛みがまだあるので右足を引きずって歩いていました。

そのせいか、肩コリ以外に、首や腰も痛くなりました。そのような時期です、カイロプラクティックの施術を受けたのは。

首を1回押す施術を受けると、その瞬間、パンパンに膨らんでいた右足首が一回りぐらい小さくなりました。

その後、ベッドで休んでいる間に骨折した足首の痛みが増し、かなり熱くなったのです。しかし、4時間寝ると、足の痛みと熱が引き、膨らんだ足首はさらに一回り小さくなっていたのです。

古傷の右腕も痛くなりましたが、4時間の休息が終わるころには痛みが引いたのが不思議でした。

家では枕の高さを合わせて寝ました。すると、骨折した足首が再び痛くなり熱が出ます。そんな状態を毎晩くり返し、2週間後に2回目の施術を受けた後は、足のむくみがほとんどなくなり、ドス黒かった足の色もきれいな色に戻りました。

ついに足を引きずらずに普通に歩けるようになったのです。骨折してからの3カ月間はゆっくり足首が良くなっているようでしたが、首の施術を受けるとあっという間に改善したのです。回復スピードが5倍ぐらい早くなったような感じです。

骨折以外にも、首や肩、腰の痛みがほとんどなくなり、快適に過ごしています。肩コリのない世界って本当にあるのですね。足首も改善したので、そろそろ趣味のマラソンを再開したいと思っています。

PART VI

毒出しとの組み合わせでさらに改善効果が高まる

第一頸椎のズレをとっても体内毒があると効果が下がる

前章でお話ししたとおり、第一頸椎のズレをとっても病が改善していかない場合があります。それは、過剰なストレスがあるときと、アルコール、カフェイン、タバコなどを摂取している場合です。

私自身は第一頸椎のズレをとることで、長年苦しんできた頭痛、肩コリ、腰椎椎間板ヘルニア、子宮内膜症、ＰＭＳ、ニキビ、肌荒れ、突発性難聴、めまい、メニエール、高血圧、足のむくみ、花粉症、低体温、冷え性、飛蚊症、不眠症、パニック症、うつ病など、じつにいろいろな症状が改善しました。しかし、正直にいいますと、腰椎椎間板ヘルニアから来る腰痛だけはときどきありました。

完全に治るまでには時間が掛かるから、1年や2年は仕方ないのかなと思いながら辛抱することに。

そんなある日、婦人科検診を受けたときのこと。担当の先生から皮様嚢腫という病気が見つかったと告げられたのです。皮様嚢腫とは卵巣に良性の腫瘍ができる疾患です。

第一頸椎のズレをとり、ピッタリ枕で寝ているのに「なんで？」という思いがありました。でも皮様嚢腫になってしまったのには思い当たる節があったのです。水浸しの廊下ですって〜んと転んでしまったことがあるのです。そのときの体への衝撃はすさまじく、腰椎椎間板ヘルニアが再発し、病院でレントゲンを撮ってもらうと、仙骨が体の内側に90度曲がってしまっていました。

お尻を触ってみると、いつもあったはずのシッポがない。この内側に90度曲がってしまった仙骨は第一頸椎のズレをとるだけでは治らないかな〜とも思い、不安もありました。仙骨矯正に行かないとダメかなと。

しかし、第一頸椎のズレをとり、自然治癒力が高くなっている状態で、そのままにしておいたら、2、3カ月ほどで仙骨が元の位置に戻っていました。お尻を触ると、たしかにシッポを感じられるように。でも、腰痛はなかなか完治しませんでした。皮様嚢腫もこのときの衝撃が関係しているのかなと思っていたのです。

最初に皮様嚢腫が発見されたときは大きさが1・5センチ程度でした。病院の先生は、今は手術をしなくてもいいけど、これが大きくなったら手術をしなければいけないので半年後にまた検査に来てくださいと言われます。でも第一頸椎のズレがなければ皮様嚢腫だって消えてなくなるはず……。

私は安心して半年後の再検査を受けましたが、なんと腫瘍は4・7センチと大きくなっていたのです。そして先生からは手術の必要があると言われ、腫瘍を摘出することに。

この結果にはかなりがっかりしました。私は健康を売る商売、第一頸椎のズレがなければ病気にはならないはずなのに。

なんで、第一頸椎のズレがないのに、皮様嚢腫になってしまうの？　なんで腰痛が完治しないの？　そんな思いでいたとき、あることを思い出しました。それは、カイロプラクティックの教科書の一つ、グリーンブックという本に書かれていたことです。

この本は、1900年代初期に世にカイロプラクティックを広めたアメリカのB・J・パーマーという人物が書いたものです。ここに、第一頸椎のズレがなくても病が治っていかない場合の理由として、アルコール、カフェイン、タバコ、薬の摂取が挙げられています。

ここの部分を初めて読んだときは、アルコールやカフェイン、タバコがそれほど病気に影響することはないだろう、くらいに思っていました。でも、自分自身の体が完治していかないのは、もしかしたらこのせいかも？　と思いはじめたのです。

それまでアルコールだけとか、カフェインだけとか、どれか一つだけ摂らないことは何度もやっていました。しかし、これらをすべて摂らないところまではやっていなかったのです。

そこで、半年後に手術をするまで、アルコール、カフェイン、タバコ、薬のすべてを一切摂取しないようにしてみようと決めたのです。担当医はすぐにでも手術をしたかったようですが、私は腫瘍がなくなることを期待して半年後にお願いしました。

もし、その間に腫瘍が破裂したら腹腔鏡手術ではなく、開腹手術になるというリスクがあるのですが……。そして、半年が経過し手術の前日、まずは病院でＭＲＩを撮りました。腫瘍の位置や大きさを再度確認するためです。結果は手術の当日に見せてくれます。

次の日、入院の準備をして病院へ。入院用のベッドに荷物を置き、執刀医の先生と対面。そこでＭＲＩの検査結果を教えてもらったのです。すると、腫瘍の大きさが１

センチほどであると告げられ、手術の準備をするように言われました。

あれ？　そういえば1センチほどの大きさだったら手術をしなくてもいいんじゃなかったっけ？　できることなら手術をしたくない。思い切って先生に聞いてみました。「先生、前は腫瘍が4・7センチだったから手術が必要だと思っていたけど、1センチだったら手術の必要はないですよね？」。すると先生も「確かに緊急性はないし、手術の必要はないとも言える、手術を止めることもできますよ」と。

やりました！　手術の直前まで行って手術をせずに帰宅できたのです。先生いわく「腫瘍が小さくなることは考えられない」、「きっと画像を撮る角度で大きさが変わったのでしょう」と。

「いやいやそんなわけないでしょ！　手術をするかしないかの大きな決断をするのに画像の角度による違いで決めないでよ。実際に腫瘍が小さくなったんですよ！」と心の中でガッツポーズをしたのでした。そしてそのころになると、腰痛も完全になくなり、体の調子はすっかり良くなっていました。

さらに2年が経過して健康診断で婦人科検診を受けると、なんと1センチだった腫瘍がすっかりなくなっていたのです。

このような経験から、第一頸椎のズレがないのに病が治っていかないのはアルコール、カフェイン、タバコ、薬ということを自ら体験しました。夫もこれらを止めることで、なかなか完治しなかった潰瘍性大腸炎と頸椎ヘルニアを完治することができました。

ただし、普通にこれらを止めても、なかなか効果を感じることはできません。私たち二人も最初は確かな効果を得ることができなかったのです。止めるだけでなく、それまで摂っていたことで体内に蓄積している毒を出すことも必要なのです。

アルコール、カフェイン、タバコの毒を出す

アルコール、カフェイン、タバコの毒は即効性があり、脳や神経に影響を与えます。たとえ少量でも体に悪影響があります。現代はこれらの毒を避けるのは難しいので、おすすめしたいのが解毒です。

世の中、毒出し、毒出しとよく言いますが、そもそも毒とは何だと思いますか？　多分、野菜を栽培するときの農薬とか、食品を加工するときに使用される食品添加物、魚などに含まれる鉄や鉛などの有害ミネラルを想像するかと思います。

しかし、ここではそれらが毒であるとは定義しません。なぜなら、それらを口にしてもすぐに体には影響が出ないからです。

多分、長期に渡ってそれらの物質を摂り続けると体に悪い影響が出ると思いますし、そのような研究結果も多くあります。ですから、一般的にはこれらの物質を毒と言っているのだと思われます。

でも、本当の毒は即効性があり、体内に取り込んだ瞬間、体に悪い影響を与えます。それがアルコールとカフェイン、タバコであり、薬もそうだと思います。ただし私たち二人は医者でも薬剤師でもないので、薬に関してはふれません。

まずタバコについては、体に悪いことは明らかです。肺ガンのリスクが高まるというのは誰でも知っています。それなのに、スモーカーの方はよくタバコを吸えるなぁ～と不思議に思います。ガンになっても構わない、もしくは自分は運がいいからガンにならないと思っているのでしょうか。

当院へ来られるお客様でも、タバコを吸っている方は大勢いらっしゃいます。とくに喘息なのにタバコを吸っているという方がほんとうに多い。昔は川崎喘息とか四日市喘息とか工場からの排気ガスによって空気が汚れ喘息になってしまう方がいたのですから、同じくタバコの煙で汚れた空気を吸っていたら喘息になるとは思わないのでしょうか。

スモーカーの方が喘息を治したかったら、当院に来なくてもタバコを止めれば喘息は改善すると思います。なので、タバコを吸う喘息のお客様にはタバコを止めるようすすめますが、どうしてもタバコは止められないようです。タバコを吸えばヤニが喉や気管支、肺にこびりついてゴホゴホするのに、タバコを止めるぐらいなら喘息のほうがまし、ということのようです。

ですが、タバコが体に悪い本当の理由は肺ガンのリスクが高まるとか、喘息になるということではないのです。タバコが体に悪い本当の理由は、神経に影響して筋肉を硬くすること。

アルコールやカフェインも同じで、神経に影響して筋肉を硬くするため、痛みやさまざまな症状を引き起こすのです。

これらの物質が神経に影響を与えて筋肉を硬くすることは生理学の教科書などにも書かれています。お医者さんも生理学の中で勉強していると思うのですが、多分皆さん、アルコール、カフェイン、タバコが体に多少は影響を与えるが、そこまで大きな影響を与えるとは思っていないのだと思います。腰痛や肩コリの原因がこれらの物質であるはずがないと思っているのでしょう。

実際私たちも、そう思っていました。しかし、自分たちの病がこれらの物質を止めて改善したことで、確信をもってアルコール、カフェイン、タバコは体に悪い影響を与えていると言えるようになったのです。

本書での毒の定義は、脳や神経に影響を与えるものということです。たとえば、タバコを吸ったとき、程度の違いがあるにせよ、たいていは頭がクラッとします。アルコールはもちろん頭がククラする。カフェインだって初めてコーヒーを飲んだときは頭がクラッとしたはず。頭がクラッとするものは脳や神経に影響を与えている証拠なのです。

他にも毒はあります。シンナーや麻薬などの薬物も毒です。これらを吸い込めば頭がクラクラします。クラクラの度合いが強いから法律で禁止されていて、アルコールやカフェイン、タバコはクラクラの度合いが少ないから合法なだけです。

昔、アメリカでお酒が違法な時期がありました。麻薬もお酒も程度の違いだけで同じ毒なのです。

さらにアルコールと麻薬に共通していることがあります。それは続けるほど依存性が高くなるということ。タバコもそうですし、コーヒーやお茶だって飲み続けていると、毎日飲まないと落ち着かなくなります。

お酒は百薬の長などと言って、少しだけならストレス解消になるので健康に良いという考えもありますが、それは飲兵衛のいいわけだと思います。体には絶対的に悪い。カフェインだって、摂りすぎて中毒になった事例はたくさんあります。正確に言えば、たとえ少量でも体に悪影響があるのです。

当院で体の歪みを測定するときに、足元に板を敷いて体の歪みを測定することはお話ししましたが、体の歪みがない人に、アルコールかカフェインを少量飲んでもらい測定したことがあります。一瞬で体が3ミリほど歪んでしまいました。体が歪んでしまうのは、アルコールやカフェインが神経に影響を与えていることを示しています。神経の流れが悪くなり、筋肉が硬くなって体が歪んでしまう。しかし、この体の歪みは一時的なもので、5分ほどすると体の歪みはなくなります。脳がこれらの毒素に5分間で適応し、自分で体の歪みを整えるのです。ただし、筋肉は硬くなった状態のまま。

このことからも、アルコール、カフェイン、タバコがいかに神経の流れを悪くするのかがわかります。ですから、たとえ第一頸椎のズレがなくても、これらの物質を摂っていたら、神経の流れが悪くなってさまざまな症状を引き起こす場合があるのです。でも、少量だったら、それほど影響はないのでは？　と思われるかもしれません。答えは、わずかな量でも影響が出ます。カフェインの少ないお茶もダメ。料理に入っている料理酒もダメ。タバコでしたら、他人が吸っているタバコの副流煙を１口吸うだけでも影響が出ます。本当に０・０００１ミリの量でも筋肉を硬くします。

とはいっても、現代の環境では、そこまでアルコール、カフェイン、タバコの影響を避けることは難しいでしょう。そこで、おすすめしたいのが解毒なのです。

私たちがこのことに気付くまでには本当に長い時間がかかりました。私たち夫婦は元々タバコを吸わないので、こちらの解毒は必要ありませんでしたが、アルコールとカフェインの解毒は必要でした。

その解毒をはじめて1カ月以上たったころ、京都に旅行へ行く機会がありました。旅行中は楽しみたいのでアルコールとカフェインを一時解禁し、喫茶店で京都名物である抹茶を頂くことに。すると抹茶を飲んだ直後、二人して顔が真っ赤になったのです。

えっ、何で抹茶を飲んだだけで顔が赤くなるの？　お酒を飲んだわけではないのに？

解毒をある程度続けると、毒に対する抵抗力がなくなり、抹茶を飲んだだけでも顔が赤くなるほど反応したのだと思いました。

じつは、このとき、顔が赤くなるのと同時に首が硬くなるのもわかりました。夫は元々頸椎ヘルニアだったので首の硬さに敏感でした。毒出しを1カ月続けたころでしたが、カフェインが体に入った瞬間首が硬くなったのでしょう。

私は元々、首の筋肉は柔らかいほうですが、たしかにアルコールがわずかでも体に入った瞬間、首の筋肉が、わずかですが硬くなり、顔も少し赤くなります。

ある日、外食に出かけたときのこと。お肉が食べたくてハンバーグ専門店に行きました。毒出し実験中なのでお酒はダメということで、ビールを注文するのをグッとこらえてハンバーグセットだけを注文しました。

おいしそうなハンバーグが出てきたので、食べはじめると、数分後に、なんだか顔が赤くなり、首が硬くなってきたのです。そういえば、ハンバーグにかかっているデミグラスソースには赤ワインが入っていました。

料理に赤ワインとか料理酒を加えても、60度以上に加熱すればアルコールは蒸発するといわれています。それにもかかわらず顔が赤くなり、首が硬くなるということは、料理にわずかなアルコールが残っているということ。この微量のアルコールも体には悪いということなのです。

アメリカのある研究でも料理に使われたアルコールは調理方法や加熱方法によっても異なるが、加熱によってアルコールは蒸発していないという研究結果があります。

料理に使われているアルコールまで摂取しないように徹底するとなると、アルコール、カフェイン、タバコを完全に体に摂り込まないようにするのはとてもたいへんな作業です。私たちも最初のころは解毒するのに何カ月もかかっていました。しかし、それから研究を重ね、ある画期的な方法にたどりつきました。その方法を使えば2週間で完全に体からこれらの毒素を取り出すことができます。

私たちはその方法を「2週間毒出しプログラム」と呼んでいます。これについては、当院のホームページに掲載してありますので、参考にしてください。

http://chopseitai.com/

おわりに

体の不調には必ず原因があります。その原因は、第一頸椎のズレ、高さの合わない枕、食べ物、ストレス、物質の限界のどれか。もしくはこのうちの複数の組み合わせです。たとえば、不眠症、肩コリ、便秘という3つの症状のある方が、枕の高さを合わせたらこのうちのひとつの症状が改善したとか、食べ物を注意して毒を取らないようにしたら2つの症状が改善したなど、すべてが良くならなくても、いくつかの症状が改善されることがあると思います。

せっかくこの本を最後まで読んだのですから、まずは自分のできることから挑戦してみていただけたらと思います。痛みや病の原因が物質の限界でしたらどうしようもありませんが、そんな方はほとんどいません。どんな重症な方でも必ず改善するはず。だって、自然治癒力はいくつになっても持っているのですから。

私たち二人はカイロプラクティックの仕事をはじめて、世の中にはほんとうに具合の悪い方が大勢いることを知りました。私も相当具合が悪かったですが、それ以上に具合の悪い方がたくさんいます。

仕事をするにも、趣味を楽しむにも、普段の生活をするにも健康がいちばん大事。しかし、具合が悪くてそんな普段の生活すらまともにできない方たちが大勢いらっしゃる。

私たちは、どうすれば健康を取り戻せるか自分の体験をもって、その知識を得ました。今度はその知識をもって、普段の生活すらまともにできないほど苦しんでおられる方たちの手助けができたらと思っております。

常識は、いつかは変わるものです。私たちもこの本を通して非常識なことを延々と書いてきましたが、それがいつしか理解され常識となる日が来ることを期待しております。それは、皆様がこの本を読んで、ピッタリ枕を実行していただくことからはじまります。できることなら、その様子や結果を私たちにもご報告していただけると幸いです。可能であれば「２週間毒出しプログラム」にも取り組んでみてください。

皆様の体験を当院のホームページにある「お問い合わせ画面」にご記入ください。

アキサワ東京カイロプラクティックホームページ　http://chopseitai.com/

最後まで本書をお読みいただき誠にありがとうございました。私たちにとっては初の出版となり、読みにくい点やわかりづらい点などもあったかと思いますが、最後までお付き合いいただけたことに感謝いたします。

また、本書の出版をご快諾くださり、海のものとも山のものともわからないような私たちの話を真剣に聞き、最初から最後まで全力でサポートしてくださった、コスモ21の山崎社長はじめ皆様に感謝申し上げます。

終わりに、私たちにカイロプラクティックを教えてくださった師に感謝します。カイロプラクティックの勉強中はまさか自分たちが本を出せるまでに成長できるとは思ってもいませんでした。本を書いていると、所々師匠から教えてもらった話が出てくるので、その一つひとつが私たちの中で生きているなと実感します。

出来の悪い生徒であった私たちにカイロプラクティックを教えていただき、ほんとうにありがとうございました。

さらに、当院に足をお運びいただいた皆様、そしてお客様の声を寄せていただき、お写真も載せてくださった皆様にも感謝します。ほんとうにありがとうございました。

以上、私たちに関わっていただいた皆様に感謝を申し上げ、本書を終わりにしたいと思います。

寝てる間にコリと痛みがスッキリとれる　手づくり枕整体

2018年9月8日　第1刷発行
2019年1月23日　第2刷発行

著　者———秋澤順一・秋澤和望

発行人———山崎 優

発行所———コスモ21
〒171-0021　東京都豊島区西池袋2-39-6-8F
☎03(3988)3911
FAX03(3988)7062
URL https://www.cos21.com

印刷・製本——中央精版印刷株式会社

定価はカバーに表示してあります。

ISBN978-4-87795-370-6 C0030